JN086049

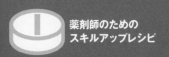
薬剤師のための
スキルアップレシピ

薬局の現場ですぐに役立つ

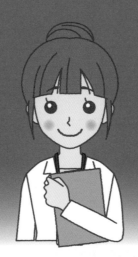
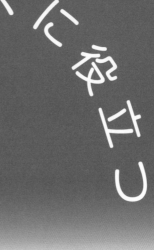

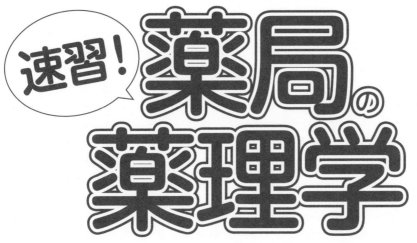
速習! 薬局の薬理学

淺沼　晋　森田啓一　菅谷和也 著
雑賀智也 監修

秀和システム

薬理学は薬剤師の武器

「薬理学の知識」は薬剤師が身に付けている最も強力な武器の1つではないでしょうか。

すべての薬物には効果や副作用となって現れる薬理作用があり、薬理作用の作用機序を理解することがその薬物の特徴を理解するうえで非常に重要です。そして、薬物の特徴を理解することで薬物を安心して治療に用いることができます。

薬理学は大学時代に学び、薬剤師国家試験でも大きなウエイトを占めているため、すべての薬剤師が身に付けている知識です。しかし、普段あまり扱わない薬物についての知識が曖昧になったり、新しい作用機序の薬物が発売されたりしたときには、知識のアップデートが必要です。

曖昧になった知識の学び直しの際には、薬物の作用機序について詳細に記されている薬理学の学術書を読むのが最善ですが、ボリュームがあるため読み返すのはなかなか大変かと思います。また、薬理作用等の情報は各薬剤のインタビューフォームで確認できますが、他の薬剤と比較する際には調べるのに手間がかかります。

そこで、薬理学の知識をできるだけ簡潔に、そしてスピーディーに学び直すための参考書として、「薬剤師のためのスキルアップレシピ」シリーズの第4弾となる本書を執筆させていただきました。

本書の特徴は、速習ということをテーマに据え、薬局で扱うことの多い薬剤を中心に各薬剤の作用機序をできるだけ簡潔にまとめました。また、作用機序の図については、統一感を持たせることで視覚的に理解しやすくなるように作成しました。さらに、内服薬を中心に近年登場した新薬についてもいくつか取り上げました。

そして何よりも、薬局の現場で働く薬剤師の目線で、同じく薬局の現場で働く薬剤師の方にとって読みやすい本となるように心がけました。

本書が皆さんの身に付けている「薬理学の知識」という薬剤師の武器を研ぎ直す一助となれば幸いです。

2020年10月　著者を代表して　淺沼　晋

本書発刊によせて

　本書は「薬剤師のためのスキルアップレシピ」シリーズの『服薬指導のキホン』『薬局業務のエッセンス』『実践で学ぶ！ 薬局の英会話』に続く第4弾です。おかげさまで読者の方から「XXXのテーマの本がほしい」といったご要望の声をいただくようになりました。ありがたいことと思います。こうした読者の声に少しでも応えるため、薬局薬剤師に必要なものは何かを考え続けてきました。その中での気付きは、「薬理学」が避けては通れないテーマであるということです。

　薬理学については説明するまでもないと思いますが、「薬がどのように作用するのかを解明する学問」です。ジェネラリストであることが求められる薬剤師にとって、重要な学問の1つです。薬物治療学や薬物動態学等、他の薬学領域のベースでもあります。言い換えれば、薬剤師は、処方薬の有効性や安全性を薬理学に基づいて考えている、薬剤師の知識やスキルの根幹が薬理学にある、といっても過言ではないでしょう。

　ただ、医療の進歩は絶え間なく続いています。薬剤師に限らず、医療者は日々勉強を続け、知識をアップデートすることが求められます。しかし、医薬品の数は膨大で医療用医薬品だけでも2万品目以上。さらに、毎年たくさんの新薬が登場しています。忙しい日々の業務をこなしながら、膨大な量の情報をインプットし、知識をアップデートし続けることは容易ではありません。知識のアップデートに薬理学書を読むことは重要です。実際に数多くの薬理学書が発刊されています。しかしこれらは、たくさんの種類の薬剤を取り扱う必要性から分厚い教科書的な本になりがちです。一方で、実際の薬局の現場では「より手軽でポイントを押さえた薬理学のテキスト」が求められていると感じます。これが、本書を企画したきっかけでした。

　そこで、本書では「短時間で薬理学の要点を学び直せること」を第一に目指しました。タイトルに「速習！」とつけたのはそのことを言い表すためです。医薬品の中から薬局で取り扱うことが多いものを厳選して取り上げる等、可能な限りシンプルになるように努めました。また、様々な薬剤の作用機序を横並びで比較できるよう、同効能薬の作用機序を1つのイラストで表現する等の工夫を凝らしました。著者に淺沼さんに加えて、薬理学を得意とする森田さん、菅谷さんの2人の薬剤師を新たに加えて、どうすればわかりやすくなるのか議論を重ねました。

　本書は、ブランクのある薬剤師が、知識をざっと確認するときや学び直しをするときにおすすめします。薬局は立地によって処方傾向が異なりますので、違う薬局に移られた場合にもよいでしょう。本書をぜひ薬局での日々の業務に活用していただければと思います。

監修　雑賀智也

薬局の現場ですぐに役立つ

速習！ 薬局の薬理学

contents

chapter
1 薬理学・総論

chapter
2 中枢神経系

chapter
11 抗炎症薬／抗アレルギー薬／免疫疾患治療薬

chapter
12 抗悪性腫瘍薬

chapter
13 眼科用薬

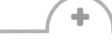

この本の登場人物

本書では、内容をより深く理解していただくために、様々なキャラクターが登場します。
薬局長（淺沼先生）と生徒役の新人薬剤師の花子さん、そして本書では、
薬理学に詳しい2人の薬剤師を講師にお招きし、"薬局で使える"薬理学を学びます。

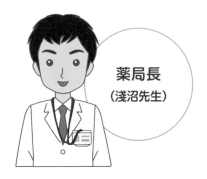

薬局長（淺沼先生）

「何より患者さんのために」をモットーとする熱血漢。薬局長として、薬局を切り盛りするかたわらで、新人指導にも余念がありません。

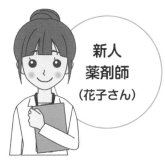

新人薬剤師（花子さん）

6年制の薬科大卒後1年目。仕事には少しずつ慣れてきましたが、患者さんへの対応で迷うことも多いようです。真面目だけれどウッカリ屋さんの一面も。

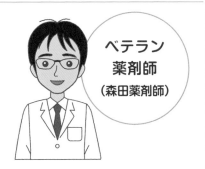

ベテラン薬剤師（森田薬剤師）

近隣の調剤薬局に勤める薬剤師。花子さんのよき相談相手です。休日はもっぱら趣味の釣りを楽しんでいます。

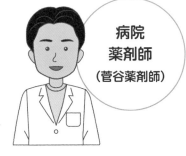

病院薬剤師（菅谷薬剤師）

総合病院で働く薬剤師。地域の薬局との連携に力を入れています。登山が好きで日本百名山制覇を目指しています。

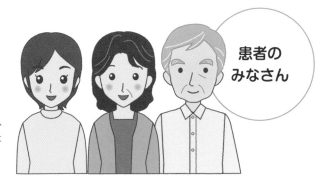

患者のみなさん

患者さんから、薬剤師への気持ちを語っていただきます。

Introduction

ある薬局の休憩室。花子さんが厚い本とにらめっこしている…

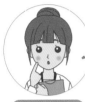
新人薬剤師

うーん……。

薬局長

調べものですか？　感心ですね！

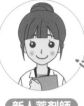
新人薬剤師

そうなんです！　"薬理学"は国家試験から時間が経つと、だんだんと忘れていきますね……。

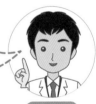
薬局長

そうですね。薬局は立地によって取り扱う処方の傾向が異なります。とはいえ薬剤師はジェネラリストですから、あまり出会うことのない薬剤は、自主的に知識を再確認する必要があります。

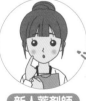
新人薬剤師

これ、学生時代の薬理学の教科書です。こんなに分厚い（苦笑）。再確認もなかなか大変です！

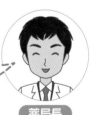
薬局長

たしかに……！　それでは、そんな悩める花子さんに強力な助っ人を紹介しますね！

数分後に２人の薬剤師が訪れる…

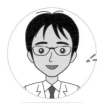

ベテラン薬剤師

はじめまして。薬局薬剤師の森田です。勉強は少しずつでも続けるしかないですよ！

病院薬剤師

はじめまして。病院薬剤師の菅谷です。薬理学は作用機序をイラストで整理するとよいですよ！

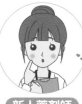

新人薬剤師

なるほど。

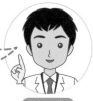

薬局長

それでは、本書では森田薬剤師と菅谷薬剤師のお２人とともに、薬理学を楽しんで勉強していきましょう！

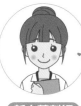

新人薬剤師

よろしくお願いします！

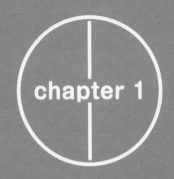

薬理学・総論

まずは、個々の薬の薬理作用を理解するうえで
必要となる薬理学の基礎知識について
確認していきましょう。

薬理学とは

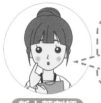

新人薬剤師

薬理学は覚えることが多くて、国家試験の勉強が大変だった記憶が……。

そうですね(笑)。学生時代に頑張って覚えた薬理学の知識は、患者さんの薬物治療を担う薬剤師にとって最重要スキルの1つです!

薬局長

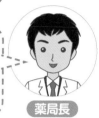

薬理学とは

薬理学とは、「薬物と人体の相互作用について研究する科学」といわれています。その目的は、薬が人体の中でどのような機序で、どのような作用をし、その結果としてどのように治療に有効で

あるかを解き明かすことです。こうして得られた薬の薬理作用の知見を基に、薬物治療が行われているといっても過言ではありません。

薬局薬剤師と薬理学

薬局薬剤師は、医師からの処方箋に基づいて調剤を行うことで患者さんの薬物治療に関わっています。ただし、あくまでも薬物治療の中心は患者さんであり、薬局薬剤師はその薬物治療をサポートする存在です。

そのため、薬局薬剤師には、医師から処方された薬が患者さんの疾患に対してどのように効果を

発揮するのかを患者さんにわかりやすく説明することが求められます。そして、患者さんが納得し、積極的に薬物治療に取り組んでもらうことが重要です。

患者さんにわかりやすく説明するには、薬剤師自身が薬理学で学んだ知識をしっかりと咀嚼できている必要があります。

薬理学の基礎知識

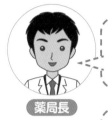

薬局長

まずは基礎知識について確認しておきましょう。花子さんは国家試験を受験してすぐなのでバッチリですよね！（笑）

……もちろんです！

新人薬剤師

薬の用量と反応

使用する薬物の量を用量といい、用量の程度によって薬物の効果や体に及ぼす影響が変わってきます。薬物の効果が初めて現れる用量（最小有効量）より少ない量を無効量、最小有効量から用量を増やしていき中毒症状を示さない最大の用量（最大有効量）までを有効量（治療量）といいます。その後、有効量を超えた中毒量を経て、死に至る最小の用量（最小致死量）以上の用量を致死量といいます。

薬物によって体の中で起こる変化を反応といい、薬物の用量と反応には下図のような関係があります。この図を用量-反応曲線と呼びます。ここで、薬物の効果は「試験動物の半数に効果が現れる用量」である50%有効量（ED_{50}：effective dose 50%）を指標とし、薬物の急性毒性の強さは「試験動物の半数を死亡させる用量」である50%致死量（LD_{50}：lethal dose 50%）を指標としています。

また、薬物の安全性については安全域（safety margin＝LD_{50}/ED_{50}）を指標とし、この値が大きい薬物ほど安全性が高いといえます。

▼用量-反応曲線

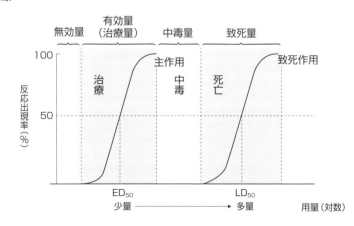

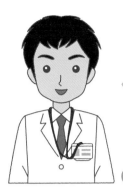

ED_{50}が小さいほどその薬物の効果は強く、LD_{50}が大きいほどその薬物の安全性は高いということになります。

薬局長

協力作用と拮抗作用

2種類以上の薬物を併用した場合、その効果が増大する場合と、効果を打ち消し合う場合があります。

効果が増大する作用を協力作用といい、効果を打ち消し合う作用を拮抗作用といいます。

協力作用は相加作用と相乗作用とに分類され、

拮抗作用は薬理学的拮抗作用である競合的拮抗作用、非競合的拮抗作用と、生理学的拮抗作用（機能的拮抗作用）、化学的拮抗作用に分類されます。

協力作用と拮抗作用の分類とそれぞれの特徴を下表に示します。

▼協力作用と拮抗作用の分類と特徴

<table>
<tr><th colspan="3">分類</th><th>特徴</th></tr>
<tr><td rowspan="2">協力作用</td><td colspan="2">相加作用</td><td>作用点が同じ2種類の薬物を併用したとき、現れる効果がそれぞれの効果の和となる場合。</td></tr>
<tr><td colspan="2">相乗作用</td><td>作用点が異なる2種類の薬物を併用したとき、現れる効果がそれぞれの効果の和より大きくなる場合。</td></tr>
<tr><td rowspan="4">拮抗作用</td><td rowspan="2">薬理学的拮抗</td><td>競合的拮抗</td><td>2種類の薬物が同じ受容体に作用し、薬物濃度に比例して拮抗する作用。拮抗薬の受容体との結合は可逆的。</td></tr>
<tr><td>非競合的拮抗</td><td>2種類の薬物が相反する作用を持ち結合点が異なる場合や、片方の薬物（拮抗薬）が受容体に非可逆的に結合してもう一方の薬物（作動薬）の結合を妨げる場合。</td></tr>
<tr><td colspan="2">生理学的拮抗</td><td>2種類の薬物が相反する作用を持ち、作用点が異なる場合。</td></tr>
<tr><td colspan="2">化学的拮抗</td><td>2種類の薬物が化学反応を起こして、活性のある薬物が不活性化される場合。</td></tr>
</table>

競合的拮抗では拮抗薬によって用量-反応曲線が右に移動し、非競合的拮抗では拮抗薬によって用量-反応曲線の最大反応が低下します。

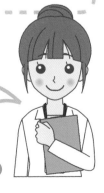
新人薬剤師

アゴニストとアンタゴニスト

　薬物が結合して作用発現の引き金となる部位のことを作用部位といい、作用部位の多くは生体内に存在する内因性情報伝達物質の受容体です。

　この受容体に結合することで、生体で起こる反応と同様の反応を引き起こす薬物をアゴニスト（刺激薬／作動薬）といいます。反対に、受容体に結合することで、生体で起こる反応を阻害する薬物をアンタゴニスト（拮抗薬／遮断薬）といいます。

受容体

　生体内の情報伝達物質（神経伝達物質、ホルモン、オータコイド等）や薬物は、細胞膜や細胞内の特定の部位に高い親和性があり、その部位のことを薬物受容体といいます。受容体には細胞膜受容体と細胞内受容体があり、細胞膜受容体は構造によって、Gタンパク質共役型、イオンチャネル内蔵型、チロシンキナーゼ型の3種類に分類されています。主な薬物受容体とその特徴を下表に示しました。

▼主な薬物受容体と特徴

受容体名	特徴
アセチルコリン受容体	ニコチン受容体（N_M、N_N）とムスカリン受容体（M_1〜M_5）に分類される。N_M受容体刺激で骨格筋が収縮。N_N受容体とM_1受容体はシナプスの興奮伝達に関与。M_2受容体刺激で心機能低下。
アドレナリン受容体	α受容体（α_1、α_2）とβ受容体（β_1、β_2、β_3）に分類される。α_1受容体刺激で血管平滑筋・瞳孔散大筋が収縮。α_2受容体はノルエピネフリンの遊離抑制に関与。β_1受容体刺激で心機能増大。β_2受容体刺激で気管支平滑筋が弛緩し気管支拡張。
ヒスタミン受容体	H_1、H_2、H_3受容体に分類される。H_1受容体はアレルギーに関与。H_2受容体刺激で胃酸分泌促進。
セロトニン受容体	5-HT_2受容体遮断で血小板凝集抑制、血管収縮抑制。5-HT_4受容体刺激で消化管運動促進。
ドパミン受容体	D_2受容体刺激で中枢性の催吐作用、錐体外路障害の改善。D_2受容体遮断で中枢性の制吐作用、統合失調症の改善。
GABA受容体	$GABA_A$受容体刺激で中枢抑制。
オピオイド受容体	μ、κ、δ受容体に分類される。鎮静、鎮痛に関与。
アンジオテンシンⅡ受容体	AT_1受容体の刺激により、血管収縮やアルドステロンの分泌促進。

細胞内伝達系

　神経伝達物質や薬物等のファーストメッセンジャーが細胞膜上の受容体に結合すると、その情報は細胞内伝達器（Gタンパク質）や酵素（アデニル酸シクラーゼやホスホリパーゼC）等の働きによって細胞内に伝えられ、細胞内のセカンドメッセンジャー（cAMPやIP$_3$：イノシトール三リン酸）による情報伝達を経て、最終的に生理作用が現れます。

　Gタンパク質には、Gs、Gi、Gqという種類があり、それぞれが酵素の活性化や抑制をすることによって細胞内への情報伝達に関与しています。各Gタンパク質の情報伝達様式と代表的な受容体（Gタンパク質共役型受容体）を下表に、Gタンパク質を介した細胞内情報伝達の流れを下図に示しました。

▼Gタンパク質の種類と情報伝達様式、代表的な受容体

種類	情報伝達様式	代表的な受容体
Gsタンパク質	アデニル酸シクラーゼ活性化	アドレナリンβ_1、β_2受容体 ヒスタミンH$_2$受容体
Giタンパク質	アデニル酸シクラーゼ抑制	アドレナリンα_2受容体 ムスカリンM$_2$受容体 ドパミンD$_2$受容体
Gqタンパク質	ホスホリパーゼC活性化	アドレナリンα_1受容体 ヒスタミンH$_1$受容体 ムスカリンM$_1$受容体 5-HT$_2$受容体、AT$_1$受容体

▼Gsタンパク質、Giタンパク質を介した細胞内情報伝達の流れ

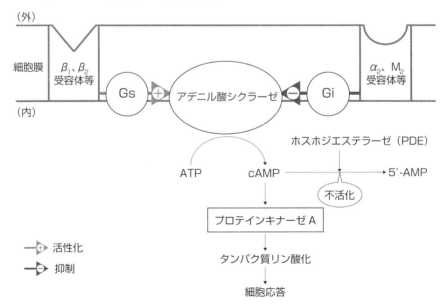

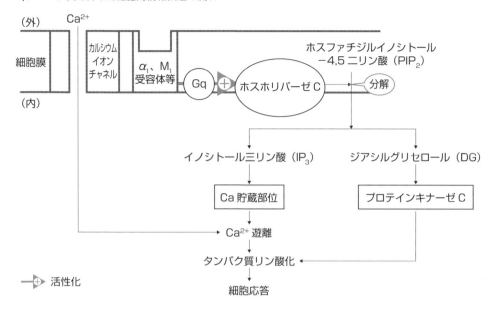

▼Gqタンパク質を介した細胞内情報伝達の流れ

酵素

　酵素は、生体内で産生されるタンパク質で、生体内で起こる化学反応の触媒として働きます。この作用は、酵素と基質とが結合することで基質の構造を変化させることによって起こります。

　薬物は、酵素に作用してその活性に影響を与えたり、酵素によって分解されたりします。代表的な酵素として、アセチルコリンエステラーゼ、ホスホジエステラーゼ、アンジオテンシン変換酵素、シクロオキシゲナーゼ、薬物代謝酵素のシトクロムP450（CYP）等があります。

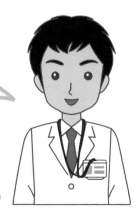

コレラ毒素は活性化されたGsタンパク質を不活性化させないようにすることで、また、百日咳毒素はGiタンパク質を活性化させないようにすることで、アデニル酸シクラーゼの活性化が持続してcAMP濃度が上昇し、人体に影響を及ぼします。

薬局長

チャネル

チャネルは細胞膜に存在するタンパク質で、膜電位の変化や物質の刺激によって開閉することで特定のイオンを通過させます。イオンチャネルには、Ca^{2+}チャネル、Na^+チャネル、K^+チャネル、Cl^-チャネルがあります。

トランスポーター

薬物等の物質が細胞膜を通過する際、濃度勾配に沿った輸送である単純拡散（エネルギーを必要としない）のほかに、トランスポーターによる輸送があります。トランスポーターによる輸送には、濃度勾配に沿った促進拡散（エネルギーを必要としない）と、エネルギーを利用した能動輸送があります。

薬物トランスポーターは、薬物の取り込みと排泄において重要な役割を担っています。

薬物の体内動態

生体内での薬物は、吸収、分布、代謝、排泄の過程を経ることになります。それぞれについての簡単な説明を以下に示します。

●吸収

薬物が血液やリンパ液に入ることです。経口投与の際には、循環血液に入る前に消化管や肝臓で代謝を受けることになり、この代謝のことを初回通過効果（初回通過代謝）といいます。

●分布

吸収された薬物が循環血液によって運ばれ、全身の組織に移行することです。血漿タンパク質との結合率や、血液-脳関門、血液-胎盤関門等が分布の度合いに影響します。

●代謝

生体内に分布した薬物を排泄しやすくするために変化させることです。代謝は、酸化、還元、加水分解、抱合に分けられ、特に酸化には薬物代謝酵素であるシトクロムP450（CYP）が関与しています。

●排泄

生体内に吸収された薬物を生体外に排出することです。多くの薬物は代謝を受け、一部は未変化体のまま排泄されます。排泄の主な経路は、腎臓から尿中への腎排泄と、肝臓から胆汁中への胆汁排泄です。

> 吸収（Absorption）、分布（Distribution）、代謝（Metabolism）、排泄（Excretion）の頭文字をとって、ADMEといいます。

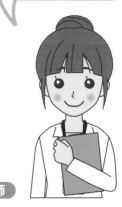

新人薬剤師

chapter 2

中枢神経系

脳は物事を考えて指令を出す中枢としての働きを担っています。

脳からの指令は脊髄を経由する必要があり、

脊髄を通ったあと、全身に分布する末梢神経へと伝達されます。

本章では、中枢神経系に作用する薬について見ていきます。

また、神経系に作用する薬については、

chapter 3も併せて参照してください。

睡眠薬

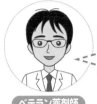

ベテラン薬剤師

中枢神経系に作用する代表的な薬として、まずは睡眠薬について整理しましょう。

薬局では、睡眠薬を処方されている患者さんを多く見かけますね。

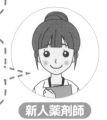

新人薬剤師

睡眠薬とは

　中枢神経系の機能を低下させて不眠状態を改善する薬を睡眠薬といい、入眠に至るまでの時間を短縮させ、入眠後の覚醒回数・時間を減少し、睡眠時間を延長させます。睡眠薬には、ベンゾジアゼピン系、非ベンゾジアゼピン系、バルビツール酸系、非バルビツール酸系があります。また、作用時間の違いにより、超短時間型、短時間型、中時間型、長時間型に分けられます。

▼ベンゾジアゼピン系睡眠薬とバルビツール酸系睡眠薬の作用機序

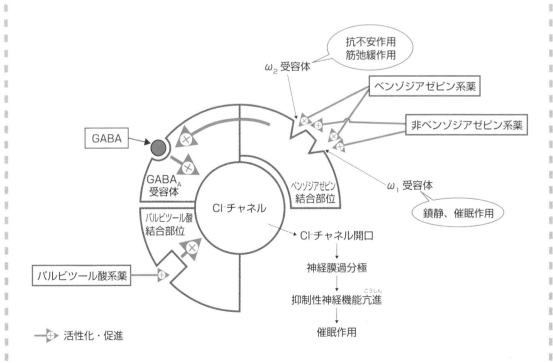

ゾルピデム (マイスリー)、**トリアゾラム** (ハルシオン)、**ゾピクロン** (アモバン)、**エスゾピクロン** (ルネスタ)	超短時間型 (2〜4時間)
エチゾラム (デパス)、**リルマザホン** (リスミー)、**ブロチゾラム** (レンドルミン)、**ロルメタゼパム** (ロラメット、エバミール)	短時間型 (6〜10時間)
スボレキサント (ベルソムラ)、**エスタゾラム** (ユーロジン)、**フルニトラゼパム** (サイレース)、**ニトラゼパム** (ネルボン、ベンザリン)	中時間型 (12〜24時間)
クアゼパム (ドラール)、**フルラゼパム** (ダルメート)	長時間型 (24時間〜)

（　）内は主な製品名

ベンゾジアゼピン系睡眠薬

ベンゾジアゼピン系睡眠薬は、主に大脳辺縁系のベンゾジアゼピン受容体と結合し、GABA神経系の活動性を高めて、過剰な興奮を抑制することにより、効果を発揮します。ベンゾジアゼピン系睡眠薬には、後述するバルビツール酸系睡眠薬等と比較し、「REM睡眠に影響を与えにくい」「薬物依存は発現するが比較的少ない」「連用による耐性が生じにくい」「過量投与による致命的な呼吸抑制や循環障害等のリスクが低い」等の特徴が

あります。このため、ベンゾジアゼピン系睡眠薬は、不眠症の第一選択薬として用いられています。

主な副作用としては、前向性健忘 (中途覚醒時のことを記憶していないこと) や持ち越し効果 (薬の効果が翌日まで持ち越し、ふらつき等が残ること) 等があり、長期投与による薬物依存 (精神的依存、身体的依存) には特に注意が必要です。

▼主なベンゾジアゼピン系睡眠薬

超短時間型	**トリアゾラム** (ハルシオン)
短時間型	**ブロチゾラム** (レンドルミン)、**ロルメタゼパム** (ロラメット、エバミール)、**リルマザホン** (リスミー)
中時間型	**ニトラゼパム** (ネルボン、ベンザリン)、**フルニトラゼパム** (サイレース)、**エスタゾラム** (ユーロジン)
長時間型	**フルラゼパム** (ダルメート)、**ハロキサゾラム** (ソメリン)、**クアゼパム** (ドラール)

（　）内は主な製品名

非ベンゾジアゼピン系睡眠薬

非ベンゾジアゼピン系睡眠薬には、超短時間型の**ジピクロン**（アモバン）、**ゾルピデム**（マイスリー）、**エスゾピクロン**（ルネスタ）があります。ゾピクロンは非選択的にω_1/ω_2ベンゾジアゼピン受容体に、ゾルピデムは選択的にω_1ベンゾジアゼピン受容体に作用し、GABA系の抑制機構を亢進させ睡眠作用を示します。一方では、ω_2ベンゾジアゼピン受容体刺激による筋弛緩作用は弱いとされます。

バルビツール酸系睡眠薬

バルビツール酸系睡眠薬は、**ペントバルビタール**（ラボナ）、**アモバルビタール**（イソミタール）等があり、上行性脳幹網様体賦活系および視床に作用することで、中枢神経系に対して全般的に抑制作用を示し、鎮静・睡眠薬として用いられています。また、現在は麻酔薬や抗てんかん薬として応用されています。

その他の睡眠薬

その他の睡眠薬としてブロモバレリル尿素、抱水クロラール、トリクロホスナトリウム、ラメルテオン、スボレキサント、レンボレキサントがあります。

▼その他の睡眠薬

ブロモバレリル尿素（ブロバリン）	催眠および鎮静作用発現が早く、持続時間の短い催眠作用を示すことにより、不眠症や不安緊張状態の鎮静に用いる。ただし、連用により薬物依存を生じ、急な減量や休薬により禁断症状が現れることもある。
抱水クロラール（エスクレ）、**トリクロホスナトリウム**（トリクロリール）	いずれも代謝されてトリクロロエタノール（活性代謝物）となり、睡眠作用を示す。鎮静作用、催眠作用および抗痙攣作用を示すが、安全域が狭く、臨床においては、比較的使いにくい薬剤である。
ラメルテオン（ロゼレム）	メラトニンMT_1、MT_2受容体を選択的に刺激し、自然に近い生理的睡眠を誘発することにより、不眠症における入眠困難に用いる。
スボレキサント（ベルソムラ）、**レンボレキサント**（デエビゴ）	覚醒を促進する神経ペプチドであるオレキシンA、BのOX_1、OX_2受容体への結合を可逆的に阻害することにより、脳を覚醒状態から睡眠状態へ移行させ、睡眠を誘発することにより、不眠症に用いる。

鎮痛薬

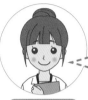

新人薬剤師

鎮痛薬はNSAIDsをよく取り扱いますが、麻薬もありますね。

ここでは麻薬性鎮痛薬、非麻薬性鎮痛薬、神経障害性疼痛緩和薬について詳しくみていきましょう。NSAIDsに関してはchapter 11で取り上げます。

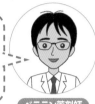

ベテラン薬剤師

麻薬性鎮痛薬

モルヒネの鎮痛作用は、オピオイド受容体の刺激に関与しています。オピオイド受容体が刺激されると、Giタンパク質を活性化し、K^+チャネルを開口します。神経膜過分極により、細胞内へのCa^{2+}流入が低下することで神経活動が抑制されます。

オピオイド受容体にはμ（ミュー）、δ（デルタ）、κ（カッパー）受容体があります。鎮痛作用には、これらのいずれもが関与していますが、強力な鎮痛作用にはμ受容体が重要と考えられています。

モルヒネの鎮痛作用は、主に脊髄後角ニューロンに対する直接的および間接的な脊髄レベルの痛覚の上行性伝導の抑制によります。

● 脊髄後角ニューロンに対する直接的抑制作用

脊髄後角のオピオイド受容体に直接作用して脊髄後角細胞膜を過分極させ、視床への上行性痛覚伝導を直接的に抑制します。

● 脊髄後角ニューロンに対する間接的抑制作用

モルヒネが延髄網様体のオピオイド受容体に作用して下行性痛覚抑制系を活性化させ、放出される伝導物質（NAd、5-HT、オピオイドペプチド）が脊髄後角細胞膜を過分極させ、脊髄後角での痛覚情報伝導を抑制することで上行性痛覚伝導を間接的に抑制します。

アヘンアルカロイド

アヘンはケシの未熟果皮の乳汁成分から得られるもので、多様なアヘンアルカロイドが含まれています。アヘンアルカロイドにはモルヒネ、コデイン、パパベリン、ノスカピンがあります。

モルヒネ

オピオイドμ受容体に強く作用し、中枢および末梢神経に対して、多様な作用を及ぼします。中枢神経に対しては抑制作用と興奮作用を示します。

● 中枢抑制作用

鎮痛作用、鎮咳作用、呼吸抑制作用、鎮静作用があります。特に鎮痛および鎮咳作用については、後述するコデインよりも強いとされています。また、呼吸中枢の過抑制により、麻痺し、チェーン・ストークス型呼吸後、呼吸困難で死に至ることがあります。この場合の対処法として、人工呼吸とともにレバロルファンまたはナロキソンを投与します。

● 中枢興奮作用

催吐作用、縮瞳作用があります。催吐作用は、延髄のCTZのμ受容体に興奮的に作用することで現れます。クロルプロマジン等のD₂受容体遮断薬で拮抗されます。一方、縮瞳作用は、中脳の動眼神経核のκ受容体を刺激し、瞳孔括約筋収縮により現れます。アトロピン等の抗コリン薬で拮抗されます。

● 末梢作用

消化器系に対して抑制的に働きます。μ受容体刺激による腸内神経叢からアセチルコリン（ACh）遊離抑制作用により蠕動運動を低下させ止瀉作用（便秘）を示します。また、消化管痙攣を起こします。これは、腸管壁からのセロトニン（5-HT）遊離を促進させることで、腸管平滑筋の5-HT₂受容体を刺激し、消化管緊張を亢進させることによります。さらに、Oddi括約筋を収縮させて胆管内圧上昇、十二指腸への胆汁排出を低下させます。

消化器系への作用以外にも、膀胱括約筋を収縮、尿路を閉塞させることで尿閉を誘発します。また、皮膚および気管支の肥満細胞からヒスタミン遊離を促進し、気管支喘息を悪化させたり、かゆみを誘発したりします。

● 適応・副作用

術後疼痛、がん性疼痛、心筋梗塞の疼痛等の激しい疼痛時における鎮痛・鎮静に適応があり、副作用として便秘、悪心・嘔吐等があります。

その他のアヘンアルカロイド

　コデイン、ジヒドロコデイン、オキシコドン、パパベリン、ノスカピンの特徴を以下にまとめます。

▼その他のアヘンアルカロイド

コデイン (コデインリン酸塩)	鎮咳・鎮静や鎮痛、激しい下痢等に用いる。
ジヒドロコデイン (ジヒドロコデインリン酸塩)	鎮咳・鎮静や鎮痛、激しい下痢等に用いる。
オキシコドン (オキノーム、オキファスト、オキシコンチン)	経口投与する場合はモルヒネより鎮痛作用が強い。中等度から高度の疼痛を伴う各種がんにおける鎮痛に用いる。
パパベリン (ストミンA：ニコチン酸アミド配合)	非麻薬。鎮痙作用により内耳および中枢障害による耳鳴に用いる。
ノスカピン	非麻薬。中枢性鎮咳作用により、多くの疾患の咳嗽に用いる。

（　）内は主な製品名

合成麻薬性鎮痛薬

　合成麻薬性鎮痛薬は、化学的に合成された麻薬性鎮痛薬です。主なものにメサドン、フェンタニル等があります。

▼主な合成麻薬性鎮痛薬

メサドン (メサペイン)	依存性、耐性、呼吸抑制作用も生じるがモルヒネより弱い。鎮痛作用はモルヒネと同等。他の強オピオイド鎮痛剤で治療困難な中等度から高度の疼痛を伴う各種がんに用いる。
フェンタニル (フェントス等)	μ受容体刺激薬であり、速効性で作用持続時間は短いが、モルヒネと比較してきわめて強力な鎮痛作用を持つ。貼付剤は皮膚組織に対する浸透性に優れ、鎮痛効果が持続する。

（　）内は主な製品名

column
WHO方式三段階除痛ラダー

　鎮痛薬の選択の目安に、WHO方式三段階除痛ラダーがあります。軽度の痛みにはNSAIDs等の非オピオイドやアセトアミノフェンが、軽度から中等度の痛みには弱オピオイドが、中等度から強度の痛みには強オピオイドが用いられます。

非麻薬性鎮痛薬

非麻薬性鎮痛薬には、ペンタゾシン、ブプレノルフィン等があります。

▼主な非麻薬性鎮痛薬

ペンタゾシン (ソセゴン)	κ受容体に対して完全刺激薬として作用し、鎮痛効果を示すがモルヒネより弱い。μ受容体に対して弱い拮抗薬または部分刺激薬として作用する。各種がんにおける鎮痛に用いる。
ブプレノルフィン (ノルスパン)	μ受容体部分刺激薬で、鎮痛作用はモルヒネよりも強力。非オピオイド鎮痛剤で治療困難な変形性関節症、腰痛症に用いる。
トラマドール (トラマール、ワントラム、トラムセット：アセトアミノフェン配合)	非麻薬性鎮痛薬。オピオイドμ受容体を刺激し上行性痛覚伝導路を抑制するとともに、ノルアドレナリンとセロトニンの再取り込みを阻害し、下行性痛覚抑制系を活性化することにより鎮痛作用を示す。非オピオイド鎮痛剤で治療困難な疼痛を伴う各種がん、慢性疼痛に用いる。

（ ）内は主な製品名

神経障害性疼痛緩和薬

神経障害性疼痛緩和薬には、**プレガバリン** (リリカ)、**ミロガバリン** (タリージェ) があります。プレガバリンは帯状疱疹後疼痛や糖尿病性神経障害等の神経障害性疼痛全般と線維筋痛症に、ミロガバリンは末梢神経障害性疼痛に対して使用されます。

疼痛が起きている状態では、シナプス前終末のカルシウムイオン (Ca^{2+}) チャネルから流入した Ca^{2+} により神経が興奮し、サブスタンスP等の神経伝達物質が過剰に放出されています。プレガバリンやミロガバリンは、Ca^{2+} チャネルの $\alpha_2\delta$ サブユニットと結合して Ca^{2+} の流入を低下させ、神経伝達物質の過剰放出を抑制することにより鎮痛作用を示すと考えられています。

解熱性鎮痛薬

解熱性鎮痛薬は、プロスタグランジン生合成を阻害し知覚神経末端でブラジキニンと拮抗、痛覚伝導路の視床を抑制することにより鎮痛効果を示します (➡chapter 11参照)。

抗てんかん薬

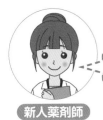

新人薬剤師

てんかん発作には種類がありますね。

発作型に応じた薬剤を選択します。

ベテラン薬剤師

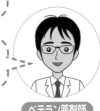

てんかんとは

てんかんとは、種々の病因により、大脳神経細胞に過剰な放電が発生し、てんかん発作が反復して現れる慢性脳疾患です。また、抑制性神経伝達物質（GABA等）の減少、興奮性神経伝達物質（グ

ルタミン酸等）の増加等によって、発病すると考えられています。病巣部位の違いにより、下表に示す様々な症状が現れます。

▼てんかん発作型の分類

分類		特徴	第一選択薬
全般発作	強直間代発作	意識消失とともに強直性痙攣（手足をつっぱる）を生じ、その後、間代性痙攣（ガクガクさせる）に移行する。発作後には睡眠に移行することがある。	バルプロ酸
	欠神発作	痙攣を伴わない、短時間の意識消失と無反応を特徴とするてんかん発作。	バルプロ酸、エトスクシミド
	ミオクロニー発作	顔面や両側四肢等の筋肉が突然収縮してぴくつく。	バルプロ酸、クロナゼパム
部分発作	単純部分発作	意識消失はなく、身体の一部（手、顔等）に運動症状や感覚症状等が現れる。	カルバマゼピン、レベチラセタム、ラモトリギン、ゾニサミド、トピラマート併用
	複雑部分発作	意識消失を伴うが痙攣は起こらない。無反応や自動症（口をモグモグさせる、両手をこすり合わせる等）を伴うことがある。	
	二次性全般化発作	部分発作が発展し、強直間代発作と同じような症状がみられるもの。	

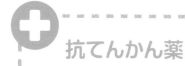

抗てんかん薬

　主な抗てんかん薬の作用機序とその特徴を以下
に示します。

▼抗てんかん薬の作用機序

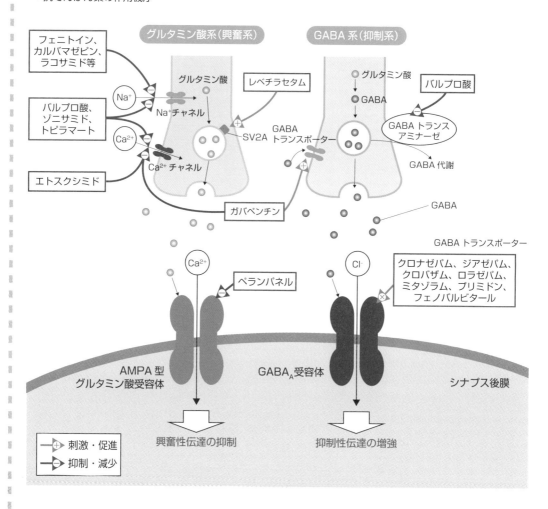

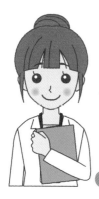

新人薬剤師

抗てんかん薬は、発作の予防を目的に用いられ
ます。てんかんは、発作が起こらなければ、健
常人と同じ日常生活を送ることができます。

▼主な抗てんかん薬

薬剤	特徴
フェニトイン (アレビアチン、ヒダントール)、**カルバマゼピン** (テグレトール)	Na^+チャネルを抑制し、Na^+の細胞内流入を阻止することにより、神経膜の脱分極を抑制して抗てんかん作用を示す。
フェノバルビタール (フェノバール)、**プリミドン**	GABA受容体とCl^-チャネル複合体のバルビツール酸結合部位に結合してCl^-チャネルを開口する。Cl^-の細胞内流入を促進し、神経膜を脱分極して抗てんかん作用を示す。強直間代発作および部分発作に有効。
ジアゼパム (ダイアップ)等のベンゾジアゼピン誘導体	GABA受容体とCl^-チャネル複合体のベンゾジアゼピン結合部位に結合してGABA受容体を活性化させることによってCl^-の細胞内流入を促進し、神経膜を過分極して抗てんかん作用を示す。
バルプロ酸 (デパケン等)	GABA分解酵素のGABAトランスアミナーゼを阻害してGABA量を増加させたのち、過分極を誘発して抗てんかん作用を示す。
エトスクシミド (エピレオプチマル、ザロンチン)、**トリメタジオン** (ミノアレ)	T型Ca^{2+}チャネルを阻害して抗てんかん作用を示す。
ガバペンチン (ガバペン)	電位依存性Ca^{2+}チャネルの$α_2δ$サブユニットに結合し、前シナプス性にCa^{2+}電流を抑制して興奮性神経伝達物質 (グルタミン酸)の遊離を抑制し、抗てんかん作用を示す。
ゾニサミド (エクセグラン)	T型Ca^{2+}チャネル遮断作用やNa^+チャネル遮断作用によって抗てんかん作用を示す。
トピラマート (トピナ)	膜電位依存性Na^+チャネルおよびCa^{2+}チャネル遮断作用やAMPA/カイニン酸型グルタミン酸受容体機能抑制作用、GABA受容体機能増強作用および炭酸脱水酵素阻害作用により、抗てんかん作用を示す。
ラモトリギン (ラミクタール)	Na^+チャネルを抑制することにより神経膜を安定化させ、グルタミン酸等の興奮性神経伝達物質の遊離を抑制することにより抗痙攣作用を示す。
ラコサミド (ビムパット)	Na^+チャネルの緩徐な不活化を選択的に促進させることにより、ニューロンの興奮のために活性化できるNa^+チャネルの割合を減少させ、ニューロンの過剰な興奮を抑制すると考えられている。
レベチラセタム (イーケプラ)	神経終末のシナプス小胞タンパク2A (SV2A)への結合等により、てんかん発作抑制作用を示すと考えられている。
ペランパネル (フィコンパ)	てんかん波の発生とシナプスを介した伝播に重要な役割を持つと想定されるAMPA型グルタミン酸受容体への選択的な非競合的拮抗作用により、抗てんかん作用を示す。

(　)内は主な製品名

抗パーキンソン病薬

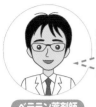

ベテラン薬剤師

> パーキンソン病では、ドパミン作動性神経の変性によりドパミンとアセチルコリンのアンバランスがみられます。

> 治療には「ドパミンの作用を増強する薬」もしくは「相対的に強くなったアセチルコリンの働きを抑える薬」が用いられます。

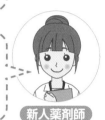

新人薬剤師

パーキンソン病とは

パーキンソン病は、筋固縮（筋のこわばり）、振戦（安静時の振戦）、無動（動きが緩慢になる）および姿勢調節障害（前屈姿勢）、歩行障害（すくみ足、小刻み歩行等）を主徴とする進行性疾患です。パーキンソン病の正確な要因は明らかにはされていませんが、黒質由来のドパミン作動性神経変性により錐体外路系の黒質-線条体系（尾状核、被殻）に異常が生じ、線条体のドパミンが減少し、コリン作動性神経の緊張が相対的に高くなる（ア

セチルコリンが優位になる）ことで発症することがわかっています。

なお、アセチルコリンが優位になると、GABA作動性神経機能が亢進します。症状が進行すると青斑核や視床下部のアドレナリン作動性神経や縫線核のセロトニン作動性神経も変性し、ノルアドレナリン（NAd）量やセロトニン（5-HT）量も低下します。

▼パーキンソン病発症のしくみ

正常　　　　　　　　　　　　　　　　パーキンソン病の発症

ドパミン　　アセチルコリン　　→　　ドパミン　　アセチルコリン

抗パーキンソン病薬

ドパミンとアセチルコリンのアンバランスを解消する薬が抗パーキンソン病薬として用いられます。主な抗パーキンソン病薬にドパミン作用増強薬（下図のレボドパ製剤、レボドパ賦活薬、ドパ

ミンアゴニスト、ドパミン遊離促進薬、MAO-B阻害薬）、アセチルコリン作用減弱薬（下図の抗コリン薬）、ノルアドレナリン作用増強薬（下図のノルアドレナリン前駆薬）があります。

▼パーキンソン病薬の作用機序

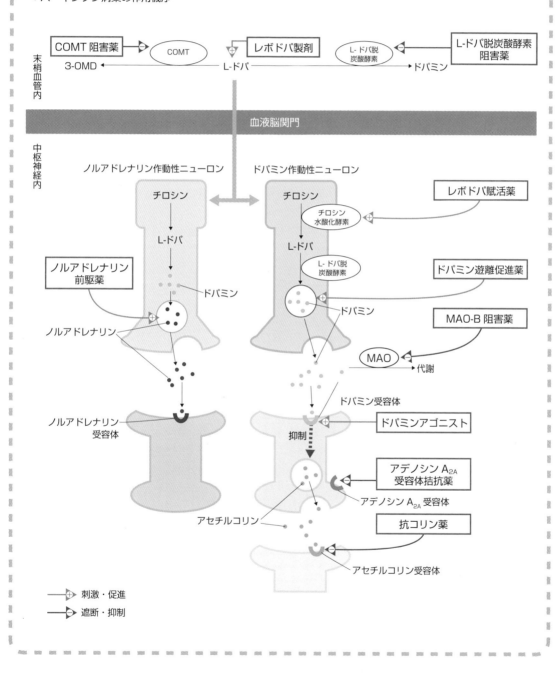

ドパミン作用増強薬

　ドパミンの補充により症状の改善がみられます。しかしドパミンは血液脳関門を通過できないため、末梢に投与しても無効です。このため、ドパミンの前駆体であるレボドパは、末梢での代謝を抑制するカルビドパやベンセラジドと併用で用いられます。

●レボドパ（ドパストン、ネオドパストン等：カルビドパ配合、マドパー等：ベンセラジド配合、スタレボ：カルビドパ、エンタカポン配合）

　レボドパは芳香族Lアミノ酸であり、血液脳関門を通過し、ドパミン作動性神経内でドパミンとなり、不足したドパミンを補充します。筋固縮、無動に有効ですが、D_2受容体遮断薬で起こるパーキンソン病（薬剤性パーキソニズム）には無効です。

　レボドパ長期服用により、wearing-off効果（薬効持続時間が短縮する）やon-off効果（服用時間と無関係に急激な症状の改善と悪化を繰り返す）、up-down現象（症状の改善と悪化に日内変動が起こる）、遅発性ジスキネジア（舌のこねまわし、首をねじる、腰ふり等の不随意運動）等が発生することがあります。

　副作用には、悪心・嘔吐（レボドパから生成されたドパミンが延髄のCTZのD_2受容体を刺激）や幻覚、悪性症候群等があります。

●カルビドパ、ベンセラジド

　経口投与されたレボドパのうち脳内に到達できるのは極めて微量です（投与量の約1%）。レボドパは、末梢で芳香族Lアミノ酸脱炭酸酵素によって脱炭酸されてドパミン（95%以上）が生成されるためです。ドパミンは血液脳関門を通過できません。カルビドパとベンセラジドは末梢性芳香族Lアミノ酸脱炭酸酵素阻害薬であり、「レボドパ➡ドパミン」の変換を抑え、レボドパの中枢移行性を高めることを目的に併用されます。併用により、レボドパを減量でき、レボドパの消化器系の副作用（悪心・嘔吐等）、循環器系の副作用（心悸亢進等）を軽減できます。

▼その他のドパミン作用増強薬

エンタカポン（コムタン）	末梢性カテコール-O-メチル転移酵素（COMT）阻害薬。レボドパから3-Oメチルドパ（3-OMD）への代謝を阻害し、血中レボドパの脳内移行を増強する。
ブロモクリプチン（パーロデル）	持続的なドパミン受容体作動効果を有し、内分泌系に対しては下垂体前葉からのプロラクチン分泌を特異的に抑制し、末端肥大症（先端巨大症）患者において異常に上昇した成長ホルモン分泌を抑制します。また、中枢神経系に対しては黒質線条体のドパミン受容体に作用して抗パーキンソン作用を示す。
ペルゴリド（ペルマックス）、**カベルゴリン**（カバサール）	D_1およびD_2受容体を刺激する。
タリペキソール（ドミン）、**プラミペキソール**（ビ・シフロール）、**ロピニロール**（レキップ等）	選択的にD_2受容体を刺激する。

アマンタジン (シンメトレル)	ドパミン作動性神経からドパミンの遊離を促進する。
セレギリン (エフピー)	MAO-B (B型モノアミン酸化酵素) 阻害薬で、線条体シナプス間隙でのドパミン濃度を高めて作用を示す。必ずレボドパ含有製剤と併用する。覚醒剤原料。

（　）内は主な製品名

アセチルコリン作用減弱薬 (中枢性抗コリン薬)

トリヘキシフェニジル (アーテン)、**ビペリデン**
(アキネトン) があります。パーキンソン症状のう
ち、筋固縮、振戦に有効で、無動に対する効果は
少なく、D_2受容体遮断薬による薬剤性パーキン
ソニズムに有効です。

ノルアドレナリン作用増強薬

　パーキンソン病の症状の1つに「すくみ足」が
あります。これは、ノルアドレナリン (ノルエピ
ネフリン) が関与していると考えられています。
　ドロキシドパ (ドプス) はノルアドレナリン
(NAd) の直接の前駆体です。中枢内で芳香族L
アミノ酸脱炭酸酵素によりNAdに変換され、
NAdを補充します。

高齢者では抗コリン薬の服用により、せん妄
や不安等の精神症状、口渇や排尿困難、便秘
等の抗コリン作用による症状が強く現れるこ
とがあります。このため、添付文書では慎重
投与とされています。

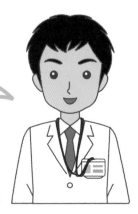

薬局長

抗アルツハイマー病薬

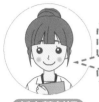

新人薬剤師

アルツハイマー病の治療薬はコリンエステラーゼ阻害薬がメインですね。

病態とそれぞれの薬剤の特徴についてみていきましょう。

ベテラン薬剤師

アルツハイマー病の病態

アルツハイマー病とは、進行性の知的機能の低下や人格障害を伴う認知症の一種です。

アルツハイマー型認知症の特徴として、記憶・学習や認知機能に最も深く関与している大脳皮質や海馬に入力しているコリン作動性神経の起始部であるマイネルト核の神経細胞の変性脱落（βアミロイドタンパク質を生じる）により、その領域のアセチルコリンおよびコリンアセチルトランスフェラーゼ（コリンアセチラーゼ）が減少します。アセチルコリンの減少は、アルツハイマー病による認知症の程度と相関することが知られています。

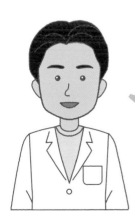

病院薬剤師

認知症にはアルツハイマー型認知症のほか、レビー小体型認知症、脳血管性認知症、前頭側頭型認知症があります。アルツハイマー型認知症が最も多く、認知症の約半数を占めています。

抗アルツハイマー病薬

アセチルコリンを補充する目的で、アセチルコリンの代謝酵素を阻害するコリンエステラーゼ阻害薬がアルツハイマー病の治療薬として用いられます。

▼主な抗アルツハイマー病薬

ドネペジル （アリセプト）	中枢性アセチルコリンエステラーゼを可逆的に阻害することにより脳内アセチルコリン量を増加させ、脳内コリン作動性神経系を活性化させる。
ガランタミン （レミニール）	中枢性アセチルコリンエステラーゼを選択的かつ可逆的に阻害し、脳内アセチルコリン量を増加させ、脳内コリン作動性神経系を活性化させる。また、ニコチン性アセチルコリン受容体に対してアロステリック活性化リガンド（APL）として結合し、アセチルコリン放出量を増大して脳内コリン作動性神経系を活性化させる。そのほかにもアミロイドβによる神経細胞障害に対して、細胞保護作用を示し、神経細胞の機能低下を抑制する。
リバスチグミン （リバスタッチ、イクセロン）	中枢性アセチルコリンエステラーゼおよびブチルコリンエステラーゼを阻害し、脳内アセチルコリン量を増加させ、脳内コリン作動性神経系を活性化させる。
メマンチン （メマリー）	NMDA受容体拮抗作用により、細胞内への過剰なCa^{2+}流入を抑制し、神経細胞を保護する。また、グルタミン酸の過剰遊離によるシナプティックノイズ（持続的な電気シグナルの増大）を抑制し、記憶・学習機能障害を抑制する。

（　）内は主な製品名

アルツハイマー型認知症に次いで多いレビー小体型認知症は、αシヌクレインというタンパク質からなるレビー小体が大脳皮質に形成されることが原因です。多くの場合、認知機能障害のほかにも抑うつや幻視、パーキンソン症状（パーキンソニズム）が現れます。治療にはドネペジルが用いられます。

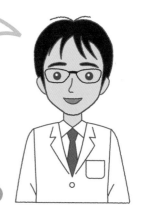

ベテラン薬剤師

統合失調症治療薬

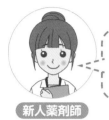

新人薬剤師

統合失調症の治療には、ドパミン受容体やセロトニン受容体に作用する薬が用いられるんですね。

そのとおりです。統合失調症の発症には、ドパミンやセロトニンが関与しているとする仮説が提唱されています。

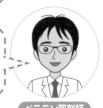

ベテラン薬剤師

統合失調症の病態

統合失調症の多くは青年期に発症し、陽性症状（幻覚、幻聴、妄想、思考障害、作為体験➡急性期や再燃期にみられる）と陰性症状（自閉症、自発性減退、無関心、感情の平坦化➡慢性期にみられる）があります。病因は不明ですが、いくつかの仮説が提唱されています。

● ドパミン仮説

中枢のドパミン作動性神経には、❶中脳腹側被蓋野-大脳辺縁系と中脳腹側被蓋野-前頭葉皮質系、❷中脳黒質-線条体系（錐体外路系に関与）、❸視床下部-下垂体前葉系（プロラクチン分泌抑制）があり、統合失調症の陽性症状の発現には、❶の亢進が関係していると考えられています。

● セロトニン仮説

陰性症状の改善には、必ずしもドパミンD_2受容体遮断が有効とはいえず、セロトニン5-HT_{2A}受容体遮断作用が有効であることから、中枢のセロトニン作動性神経系の関与も考えられています。

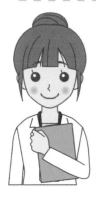

新人薬剤師

統合失調症の陽性症状はドパミンの過剰分泌によって生じ、陰性症状はドパミンに対しセロトニンが優位になることで生じると考えられています。

統合失調症治療薬

　主な統合失調症治療薬にクロルプロマジン、フルフェナジン、ハロペリドール、ブロムペリドール、スピペロン、スルピリド、リスペリドン、ペロスピロン、オランザピン、クエチアピン、クロザピン、アリピプラゾールがあります。

▼主な統合失調症治療薬

クロルプロマジン（コントミン、ウインタミン）、**フルフェナジン**（フルメジン、フルデカシン）	ドパミンD_2受容体遮断作用やH_1受容体遮断作用等、以下のような種々の作用・副作用がある。 ・D_2受容体遮断作用：中脳-辺縁系、中脳-皮質系の遮断による抗精神病作用、CTZの遮断による制吐作用、黒質-線条体系の遮断による錐体外路障害誘発、視床下部-下垂体系の遮断による高プロラクチン血症（乳汁漏出症） ・H_1受容体遮断作用：鎮静作用、副作用で眠気や食欲亢進による肥満 ・ムスカリン受容体遮断：副作用として口渇や便秘等 ・$α_1$受容体遮断：副作用として起立性低血圧 ・視床下部体温調節中枢抑制による体温下降作用（正常体温も下降させる）
ハロペリドール（セレネース）、**ブロムペリドール**（インプロメン）、**スピペロン**（スピロピタン）	ハロペリドールはクロルプロマジンより強いD_2受容体遮断作用を有している。H_1やムスカリン、$α_1$受容体遮断に起因する副作用はクロルプロマジンより弱いとされている。 主な副作用は錐体外路障害、悪性症候群等。
スルピリド（ドグマチール）	D_2受容体遮断作用により、統合失調症に用いられる（300～1200mg/日）。また、抗うつ作用があるためうつ病にも用いられる（150～600mg/日）。末梢D_2受容体遮断による消化管運動促進作用に加え、視床下部に作用して胃血流を改善することから、胃・十二指腸潰瘍に用いられる（150mg/日）。
リスペリドン（リスパダール）、**ペロスピロン**（ルーラン）	セロトニン・ドパミン受容体遮断薬（SDA）で、D_2受容体および$5\text{-}HT_{2A}$受容体遮断作用を有する。統合失調症の陽性症状と陰性症状も改善する。主な副作用に高血糖、糖尿病性ケトアシドーシス、糖尿病性昏睡がある。
オランザピン（ジプレキサ）、**クエチアピン**（セロクエル）、**クロザピン**（クロザリル）	多元受容体標的化抗精神病薬（MARTA）で、D_2受容体および$5\text{-}HT_{2A}$受容体遮断作用を有する。統合失調症の陽性症状と陰性症状の両方を改善する。特にオランザピン、クエチアピンは黒質-線条体系より中脳-辺縁系ドパミン作動性神経に選択的に作用するため、錐体外路障害を起こしにくいという特徴がある。主な副作用には高血糖、糖尿病性ケトアシドーシス、糖尿病性昏睡がある。なお、オランザピン、クエチアピンは高血糖、糖尿病性ケトアシドーシスの既往歴のある患者には禁忌とされている。
アリピプラゾール（エビリファイ）	ドパミン部分刺激薬。ドパミン作動性神経伝達が過剰に亢進している状態時にはD_2受容体を遮断し、ドパミン神経伝達が低下しているときにD_2受容体を刺激することによりドパミン神経伝達を安定化させる。錐体外路障害や高プロラクチン血症等の副作用は比較的少ない。$5\text{-}HT_{2A}$受容体も遮断するので陰性症状にも有効。主な副作用として悪性症候群、遅発性ジスキネジア、糖尿病性ケトアシドーシス、糖尿病性昏睡が報告されている。

（　）内は主な製品名

抗不安薬

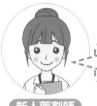

新人薬剤師

次は抗不安薬ですね。

ベンゾジアゼピン系抗不安薬とタンドスピロン、ヒドロキシジンについてみていきましょう。

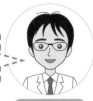

ベテラン薬剤師

神経症の病態と特徴

神経症とは、心理的要因による心身機能障害を主微とする病態をいいます。脳幹（縫線核）から大脳辺縁系（扁桃核）へ投射しているセロトニン作動性神経活動の亢進が原因といわれています。

ただし、器質的障害はみられません。不安神経症（全般性不安障害とパニック〈恐慌性〉障害）、恐怖神経症、強迫神経症があります。

抗不安薬

神経症の治療に用いるのが抗不安薬です。抗不安薬はマイナートランキライザーとも呼ばれることがあります。鎮静作用を併せ持つため不眠症治療にも用いられます（➡p.21参照）。また、抗痙攣作用を有し、てんかん治療薬として用いるものもあります（➡p.29参照）。主に用いられるのはベンゾジアゼピン系抗不安薬で、作用時間によって短時間型〜長時間型に分類されます。

▼ベンゾジアゼピン系抗不安薬と作用時間

短時間型（6時間以内）	**エチゾラム**（デパス）、**クロチアゼパム**（リーゼ）、**フルタゾラム**（コレミナ　ル）、**トフィソパム**（グランダキシン）
中時間型（12〜24時間以内）	**ロラゼパム**（ワイパックス）、**アルプラゾラム**（ソラナックス、コンスタン）、**ブロマゼパム**（レキソタン、セニラン）
長時間型（24時間以上）	**オキサゾラム**（セレナール）、**ジアゼパム**（セルシン、ホリゾン）、**クロルジアゼポキシド**（コントール）、**フルトプラゼパム**（レスタス）、**ロフラゼプ酸エチル**（メイラックス）、**クロキサゾラム**（セパゾン）

（　）内は主な製品名

ベンゾジアゼピン系抗不安薬の作用機序

　GABA_A受容体機能を亢進し、GABA作用を増強します。ベンゾジアゼピン類がGABA_A受容体-Cl⁻チャネル複合体のベンゾジアゼピン結合部位と結合すると、GABAとGABA_A受容体への親和性が亢進します。そのため細胞内にCl⁻が流入して神経膜が過分極され、神経抑制機能が亢進し

ます。その結果、大脳皮質、大脳辺縁系や脳幹の過剰活動が抑制され、不安を減少させると考えられています。また、脊髄介在ニューロンを遮断し、多シナプス反射を抑制することにより、中枢性弛緩作用を示します。

その他の抗不安薬

　ベンゾジアゼピン系抗不安薬のほかに、タンドスピロン、ヒドロキシジンがあります。

▼その他の抗不安薬

タンドスピロン（セディール）	縫線核セロトニン作動性神経の細胞体に存在する5-HT_{1A}受容体刺激により不安、睡眠障害を改善する。
ヒドロキシジン（アタラックス）	抗ヒスタミン薬と類似の構造を有する抗アレルギー性精神安定剤。

（　）内は主な製品名

抗不安薬服用中の服薬指導

　抗不安薬の服用中にアルコールを摂取すると効果が強く出すぎることがあります。控えるよう伝えましょう。このほか、眠気や集中力低下を起こすことがあり、運転や危険を伴う機械の操作を行わないよう指導しましょう。連用により薬剤耐性を生じることがあります。漫然と長期使用することは避ける必要があります。

抗うつ薬

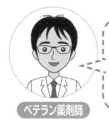

ベテラン薬剤師

うつ病の原因は、中枢におけるモノアミン（ノルアドレナリンやセロトニンといった神経伝達物質）の欠乏が原因と考えられています。

新人薬剤師

モノアミンの量を増やす治療を行うということですね！

うつ病・躁病の病態と特徴

　うつ病は、❶双極性うつ病（躁とうつ気分を交互に繰り返す）、❷単極性うつ病（うつ気分だけのもの）、❸単極性躁病（躁だけのもの）に分類されます。❶および❷のうつ状態は、ノルアドレナリン作動性神経とセロトニン作動性神経の機能低下が原因と考えられています。躁状態の特徴として、気分爽快、多弁・多動、自信過剰、怒りっぽい、注意散漫等があげられます。躁状態のみが繰り返し起こる単極性躁病はまれで、通常はうつ状態に続くか、先行して生じます。

▼うつ病・躁病の症状

精神症状		身体症状	
うつ状態	躁状態	うつ状態	躁状態
・抑うつ気分	・感情の高揚	・睡眠障害（早朝覚醒）	・睡眠時間短縮
・意欲減退	・多動多弁、浪費	・食欲不振	・食欲亢進
・微小妄想	・誇大妄想	・性欲低下	・性欲亢進
・思考停止	・観念奔逸	・疲労感	
・不安・焦燥	・楽天的		
・自殺企図	・自我感情の亢進		

抗うつ薬の作用点

　抗うつ薬は、うつ病や躁うつ病のうつ状態の改善に用い、気分を高揚させる薬です。治療薬には、抗うつ薬、選択的セロトニン再取り込み阻害薬（SSRI）、セロトニン・ノルアドレナリン再取り込み阻害薬（SNRI）、ノルアドレナリン作動性・特異的セロトニン作動性抗うつ薬（NaSSA）、セロトニン再取り込み阻害・セロトニン受容体調節剤（S-RIM）があります。

▼抗うつ薬の作用機序

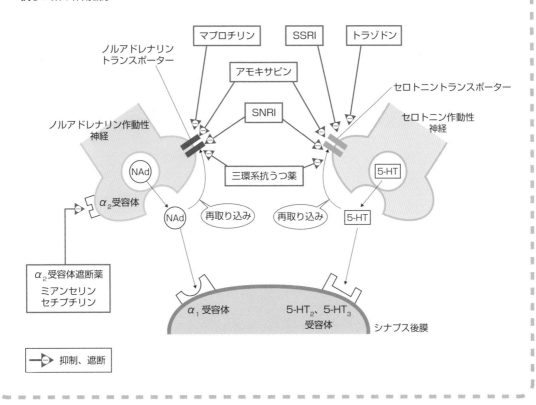

モノアミンの再取り込みを抑えれば、中枢のモノアミン量を維持できますね。

ベテラン薬剤師

第一世代抗うつ薬（三環系抗うつ薬）

イミプラミン（トフラニール）、**クロミプラミン**（アナフラニール）、**アミトリプチリン**（トリプタノール）、**ノルトリプチリン**（ノリトレン）があります。第一世代抗うつ薬は、抗うつ作用以外にセロトニン以外の神経伝達にも影響することで、種々の副作用が発現します。

▼第一世代抗うつ薬の特徴

抗うつ作用	脳内のノルアドレナリンやセロトニンの各作動性神経終末への再取り込みを阻害（アミントランスポーター阻害）し、シナプス間隙での濃度を高めることにより作用する。作用発現までに2～4週間を要する。
抗コリン作用	イミプラミン、クロミプラミンは小児の遺尿症に、アミトリプチリンは夜尿症に適用される。
H_1受容体遮断作用	眠気や鎮静の原因になる。
α_1受容体遮断作用	起立性低血圧の原因になる。

第二世代抗うつ薬

　第一世代薬より抗コリン作用が弱く、作用発現が早いという特徴を有しています。効果は第一世代より弱いですが、α_1受容体遮断作用が軽減されます。

▼第二世代抗うつ薬の特徴

アモキサピン（アモキサン）	ノルアドレナリン、セロトニンの再取り込みを阻害する。
マプロチリン（ルジオミール）	神経終末へのノルアドレナリンの再取り込みを選択的に阻害する。
ミアンセリン（テトラミド）、**セチプチリン**（テシプール）	シナプス前α_2受容体を遮断し、シナプス間隙へのノルアドレナリン遊離を促進させる。
トラゾドン（レスリン、デジレル）	5-HT$_{2A}$受容体を遮断し、またセロトニン再取り込みを抑制する。抗コリン作用が弱く、鎮静が強い。

（　）内は主な製品名

選択的セロトニン再取り込み阻害薬（SSRI）

フルボキサミン（デプロメール、ルボックス）、**パロキセチン**（パキシル、パキシルCR）、**セルトラリン**（ジェイゾロフト）、**エスシタロプラム**（レクサプロ）があります。これらは、セロトニントランスポーターに選択的に結合し、セロトニンの再取り込みを阻害します。抗うつ作用だけでなく抗不安作用を併せ持っています。

セロトニン・ノルアドレナリン再取り込み阻害薬（SNRI）

ミルナシプラン（トレドミン）、**デュロキセチン**（サインバルタ）、**ベンラファキシン**（イフェクサーSR）があります。セロトニンとノルアドレナリンの両方の再取り込みを阻害します。

なお、副作用として投与初期に肝機能障害や消化器症状が現れることがあり、注意が必要です。

ノルアドレナリン作動性・
特異的セロトニン作動性抗うつ薬（NaSSA）

ミルタザピン（リフレックス、レメロン）があり、作用機序は以下のとおりです。

▼ミルタザピンの作用機序

● 中枢のアドレナリン作動性神経シナプス前膜 α_2 自己受容体を遮断し、ノルアドレナリン遊離を促進する。
● 中枢のセロトニン作動性神経シナプス前膜 α_2 ヘテロ受容体を遮断し、セロトニン遊離を促進する。
● シナプス後膜5-HT$_2$受容体および5-HT$_3$受容体を遮断し、選択的にセロトニンによる5-HT$_1$受容体刺激作用を増強する。投与1週目から効果発現。

セロトニン再取り込み阻害・
セロトニン受容体調節剤（S-RIM）

新規作用機序の抗うつ薬で、2019年11月に発売された**ボルチオキセチン**（トリンテリックス）があります。SSRIと同様のセロトニントランスポーターの選択的阻害によるセロトニン再取り込阻害作用に加えて、セロトニン受容体調節作用を有しています。セロトニン受容体調節作用は、

5-HT$_3$受容体、5-HT$_7$受容体および5-HT$_{1D}$受容体のアンタゴニスト作用、セロトニン1B受容体部分アゴニスト作用、セロトニン1A受容体アゴニスト作用を有していることが確認されています。

脳循環代謝改善薬

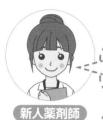

新人薬剤師

本章の最後は脳循環代謝改善薬ですね！

はい。脳循環代謝改善薬は脳循環を改善する薬です。脳梗塞後のめまい等に用いられます。

ベテラン薬剤師

脳循環代謝改善薬の特徴

脳循環代謝改善薬とは、脳機能を改善する薬、すなわち脳神経細胞のミトコンドリアのエネルギー代謝を活性化させたり、シナプスの神経伝達を改善したりする薬をいいます。主に、脳血管障害の後遺症（慢性期の自覚症状：肩こり、頭重（ずおも）、頭痛、いらいら感、耳鳴、めまい感、しびれ感）および精神症状（感情不安定、自発性低下）の改善に用いられます。

脳循環代謝改善薬の種類

脳梗塞後のめまいには脳血管拡張薬であるイブジラスト、イフェンプロジルが推奨されています。脳梗塞後の意識低下には脳代謝改善薬のニセルゴリンが有効です。脳神経機能賦活薬であるア

マンタジンはパーキンソン病治療薬も兼ねていますが、脳血管障害慢性期の意欲・自発性低下に有用であり、作用発現も比較的早いとされています。

▼主な脳血管拡張薬/脳神経機能賦活薬/めまい治療薬

脳血管拡張薬	**イフェンプロジル**（セロクラール）、**ニセルゴリン**（サアミオン）、**イブジラスト**（ケタス）、**ファスジル**（エリル）
脳神経機能賦活薬	**メクロフェノキサート**（ルシドリール）、**チアプリド**（グラマリール）、**アマンタジン**（シンメトレル）
めまい治療薬	**ジメンヒドリナート**（ドラマミン）、**dl-イソプレナリン**（イソメニール）、**ジフェニドール**（セファドール）、**ベタヒスチン**（メリスロン）
	めまいは障害部位により前庭性めまいと非前庭性めまいに分けられる。メニエール症候群や末梢性前庭性めまいにはH_1受容体遮断薬、血管拡張薬、循環改善薬が用いられる。乗り物酔いにはH_1受容体遮断薬が有効である。

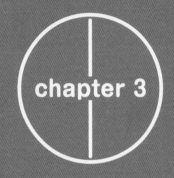

chapter 3

神経系に作用する薬

本章では、神経系のしくみを確認し、自律神経系の交感神経と
副交感神経に作用する薬、自律神経節に作用する薬、
体性神経系に作用する薬についてみていきます。

神経系のしくみ

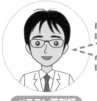

ベテラン薬剤師

神経系に作用する薬の薬理作用を理解するには、神経系のしくみについて理解しておくことが必要不可欠です。

神経系の分類、国家試験前に何度も勉強しましたが、覚えるのが大変だった記憶が………。

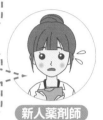

新人薬剤師

神経系とは

神経系とは、神経組織で構成される器官系をまとめた呼び方です。神経系は中枢神経系と末梢神経系に分類されます。中枢神経系については chapter 2を参考にしてください。

● 末梢神経系

中枢神経からの命令を全身に伝える末梢神経系は、自分の意思によって動かせるかどうかで自律神経と体性神経に分けられます。

自律神経は自分の意思で動かすことのできない神経で、体性神経は自分の意思に関わって働く機能に関与しています（➡ p.58参照）。さらに自律神経系は交感神経と副交感神経に、体性神経系は知覚神経と運動神経に分けられます。

中枢神経系と末梢神経系

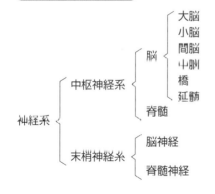

末梢神経系の機能による分類

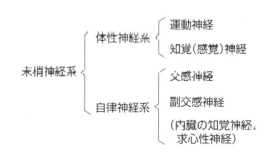

自律神経系

　自律神経系とは、末梢神経系のうち、血圧、呼吸、消化・吸収等、体内の特定の活動を自律的に行う神経系です。人の生命維持に必要な機能の制御に関与しており、意識しなくても自動的（自律的）に機能するので「自律」神経系と呼ばれます。

　前述のとおり自律神経系は2つの神経に分けられ、交感神経と副交感神経があります。

　例外はありますが、交感神経は、節前線維が短いコリン作動性神経で、節後線維が長いアドレナリン作動性神経で構成されています。一方、副交感神経は、節前線維が長く、節後線維が短いコリン作動性神経で構成されています。

▼交感神経と副交感神経の模式図

中枢神経	節前線維と節後線維	臓器
交感神経	コリン作動性神経 ⟨ACh ●━ アドレナリン作動性神経 ⟨NAd ニコチン N_N 受容体	□α受容体 □β受容体
副交感神経	コリン作動性神経 ⟨ACh ●━ コリン作動性神経 ⟨ACh ニコチン N_N 受容体	□ムスカリン受容体
例外 交感神経 （汗腺支配）	コリン作動性神経 ⟨ACh ●━ コリン作動性神経 ⟨ACh ニコチン N_N 受容体	□ムスカリン受容体
交感神経 （副腎髄質支配）	コリン作動性神経 ⟨ACh ●━[副腎髄質]→ Ad、NAd（カテコールアミン） ニコチン N_N 受容体	□α受容体 □β受容体

ACh：アセチルコリン、Ad：アドレナリン、NAd：ノルアドレナリン

アドレナリン作動性神経とコリン作動性神経のしくみ

　交感神経節後線維はアドレナリン作動性神経なので、神経終末からノルアドレナリンを放出し、効果器官に化学伝達します。副腎髄質や中枢神経内では酵素の働きでノルアドレナリンがアドレナリンとなります。

　シナプス間隙に放出されたノルアドレナリンのうち、大部分は神経終末に再取り込みされ、アミノ顆粒内に貯蔵されて再び利用されます。一部は神経終末や神経外組織でミトコンドリアに存在するモノアミン酸化酵素（MAO）により酸化的脱アミノ化を受け代謝されます。また、一部は効果器官（効果器細胞）に存在するカテコール-O-メチ

ル基転移酵素（COMT）により3位の水酸基がメチル化されたり、体循環によりCOMT活性の高い肝や腎に運ばれて代謝を受けたりします。

　遊離したアセチルコリンは、ムスカリン性アセチルコリン（M）受容体刺激により副交感神経興奮作用を示します。また、伝達で関与しなかったアセチルコリンはコリエステラーゼによりコリンと酢酸に分解され、コリンは神経内に取り込まれます。

　M受容体にはサブタイプがあり、M_1は一部の自律神経節、分泌細胞、中枢神経に、M_2は心臓に、M_3は平滑筋に多く分布します。

▼アドレナリン作動性神経の模式図

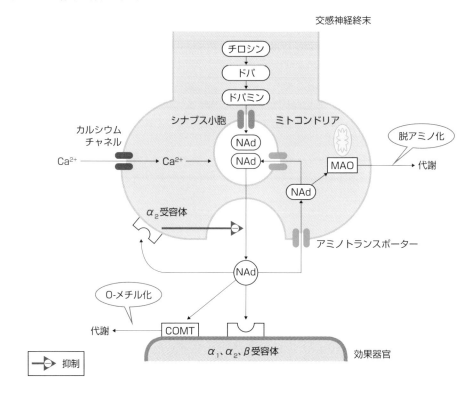

▼コリン作動性神経の模式図

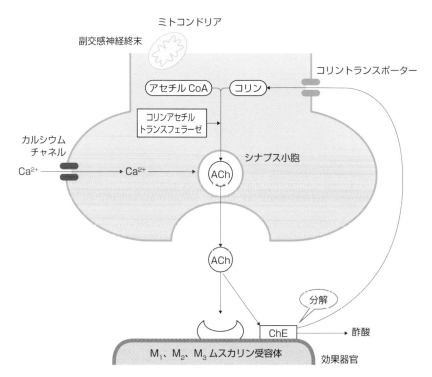

ACh：アセチルコリン、NAd：ノルアドレナリン、ChE：コリンエステラーゼ

交感神経に作用する薬（1）

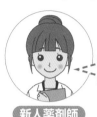

新人薬剤師

まずは交感神経に作用する薬ですね。

多いですが、頑張ってついてきてください！

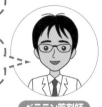

ベテラン薬剤師

交感神経興奮薬

　交感神経節後線維が支配する効果器官のアドレ
ナリンαあるいはβ受容体へ興奮的に作用する薬
物です。アドレナリン作動薬ともいいます。

▼交感神経興奮薬

直接型アドレナリン作動薬	アドレナリンα、β受容体刺激薬	アドレナリン、エチレフリン、ノルアドレナリン
	アドレナリンα_1受容体刺激薬	ナファゾリン、フェニレフリン、ミドドリン
	アドレナリンβ_1、β_2受容体刺激薬	イソクスプリン、L-イソプレナリン
	アドレナリンβ_1受容体刺激薬	デノパミン、ドブタミン
	アドレナリンβ_2受容体刺激薬	サルブタモール、ツロブテロール、フェノテロール、プロカテロール、クレンブテロール、サルメテロール、リトドリン
	アドレナリンβ_3受容体刺激薬	ミラベグロン
混合型アドレナリン作動薬		エフェドリン、ドパミン、ドカルパミン等
その他のアドレナリン作動薬		アメジニウム

アドレナリンα、β受容体刺激薬

　アドレナリン（エピペン）、**エチレフリン**（エホ
チール）、**ノルアドレナリン**等があります。アドレ
ナリンは、心機能の亢進、血圧上昇作用、気管支
平滑筋の弛緩作用等により、蜂毒（はちどく）、食物および薬
物等に起因するアナフィラキシー反応に対する補
助治療に用います。

アドレナリンα₁受容体刺激薬

　ナファゾリン、フェニレフリン、ミドドリン等
があります。

▼主なアドレナリンα₁受容体刺激薬

ナファゾリン（プリビナ）	血管平滑筋を収縮させるため、上気道の諸疾患の充血・うっ血や表在性充血等に用いる。
フェニレフリン（ネオシネジン、ミドリンP：トロピカミド配合）	瞳孔散大筋の収縮により散瞳を起こす。
ミドドリン（メトリジン）	血管収縮作用を示すため、本態性低血圧や起立性低血圧に用いる。

（　）内は主な製品名

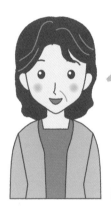

白内障手術のあとに、フェニレフリン
の点眼薬が処方されました。薬剤師さ
んから、「白内障手術後の癒着を予防
する目的がある」と説明を受けました。

女性患者

アドレナリンβ₁、β₂受容体刺激薬

　イソクスプリン（ズファジラン）があります。イ
ソクスプリンは子宮弛緩作用を示すため、子宮収
縮の抑制（切迫流・早産）に用います。

アドレナリンβ₁受容体刺激薬

　デノパミン（カルグート）等があります。ドブ
タミンは心筋収縮力を選択的に増強するため、慢
性心不全に用います。心不全治療薬については後
述します（➡p.65参照）。

アドレナリンβ₂受容体刺激薬

　サルブタモール、ツロブテロール、フェノテロール、プロカテロール、クレンブテロール、サルメテロール、リトドリン等があります。

▼主なアドレナリンβ₂受容体刺激薬

サルブタモール (ベネトリン、サルタノール)、**ツロブテロール** (ホクナリン、ベラチン)、**プロカテロール** (メプチン)、**クレンブテロール** (スピロペント)	気管支拡張作用を示すため、気管支喘息、急性・慢性気管支炎、肺気腫に用いる。中でもクレンブテロールは排尿筋弛緩作用を示すため、腹圧性尿失禁に用いる。
サルメテロール (セレベント)	気管支喘息、慢性閉塞性肺疾患 (慢性気管支炎、肺気腫) に用いる。
リトドリン (ウテメリン)	子宮筋弛緩作用を示すため、切迫流・早産に用いる。

（　）内は主な製品名

アドレナリンβ₃受容体刺激薬

　主な薬剤に**ミラベグロン** (ベタニス) があります。ミラベグロンは、膀胱平滑筋のアドレナリンβ₃受容体を刺激し、膀胱を弛緩させることで蓄尿機能を亢進させるため、過活動膀胱における尿意切迫感、頻尿および切迫性尿失禁に用います (➡ p.119参照)。

混合型アドレナリン作動薬

　エフェドリン (フスコデ、ディレグラ等の配合剤)、ドパミン、ドカルパミン等があります。エフェドリンはα受容体を刺激し、鼻粘膜の血管平滑筋を収縮させ、血流を減少させることにより、鼻粘膜の充血や腫脹を軽減し、強い鼻閉改善効果を示します。β₂刺激作用を示すため、気管支喘息に用います。

その他のアドレナリン作動薬

　その他のアドレナリン作動薬に**アメジニウム** (リズミック) があります。アメジニウムはノルアドレナリンと競合して末梢の神経終末に取り込まれ、ノルアドレナリンの神経終末への再取り込みを抑制します。加えて、神経終末においてノルアドレナリンの不活性化を抑制して交感神経機能を亢進させるため、本態性低血圧、起立性低血圧に用います。

交感神経に作用する薬（2）

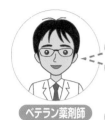

ベテラン薬剤師

次は交感神経遮断薬をみていきましょう。

後ろのchapterでも登場する薬がありますね！

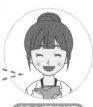

新人薬剤師

交感神経遮断薬

交感神経節後線維が支配する効果器官へのノルアドレナリンによる興奮伝達を遮断する薬物で、抗アドレナリン薬ともいいます。

▼主な交感神経遮断薬

アドレナリン 受容体遮断薬	非選択的アドレナリンα受容体遮断薬	エルゴタミン、エルゴメトリン、フェントラミン等
	選択的アドレナリンα受容体遮断薬	プラゾシン、ブナゾシン、テラゾシン、ウラピジル、ドキサゾシン、タムスロシン、シロドシン、ナフトピジル等
	非選択的アドレナリンβ受容体遮断薬	プロプラノロール、ブフェトロール、ピンドロール、カルテオロール、チモロール、ナドロール、ニプラジロール等
	選択的アドレナリンβ₁受容体遮断薬	アテノロール、メトプロロール、ビソプロロール等
	アドレナリンα、β受容体遮断薬	ラベタロール、アモスラロール、アロチノロール、カルベジロール等
アドレナリン 作動性神経遮断薬	ノルアドレナリン枯渇薬	レセルピン等
	中枢性交感神経抑制薬	メチルドパ、クロニジン、グアナベンズ等

非選択的アドレナリンα受容体遮断薬

　エルゴタミン、エルゴメトリン、フェントラミン等があります。

▼主な非選択的アドレナリンα受容体遮断薬

エルゴタミン （クリアミン：配合錠に含まれる）	α受容体に対する部分作動薬として作用および5-HT受容体に対する部分作動薬として作用するため、偏頭痛に用いる。
エルゴメトリン	子宮平滑筋に選択的に作用して子宮を持続的に収縮させるため、胎盤娩出後、子宮復古不全、流産、人工妊娠中絶に用いる。

（　）内は主な製品名

選択的アドレナリンα受容体遮断薬

　プラゾシン、ブナゾシン、テラゾシン、ウラピジル、ドキサゾシン、タムスロシン、シロドシン、ナフトピジル等があります。

▼主な選択的アドレナリンα受容体遮断薬

プラゾシン（ミニプレス）、**テラゾシン**（ハイトラシン、バソメット）、**ウラピジル**（エブランチル）、**ドキサゾシン**（カルデナリン）	血管のα₁受容体を選択的に遮断して血管を拡張させ、血圧を下降させるため、本態性高血圧症、腎性高血圧症に用いる。
ブナゾシン（デタントール）	選択的交感神経α₁受容体遮断薬であり、点眼により眼局所に作用してぶどう膜強膜流出路からの房水流出を促進することで眼圧を下降させるため、緑内障、高眼圧症に用いる。
プラゾシン（ミニプレス）、**テラゾシン**（バソメット）、**ウラピジル**（エブランチル）、**タムスロシン**（ハルナール）、**シロドシン**（ユリーフ）、**ナフトピジル**（フリバス）	尿道および前立腺部のα₁受容体を遮断することにより尿道内圧曲線の前立腺部圧を低下させるため、前立腺肥大症に伴う排尿障害に用いる。中でもタムスロシンとシロドシンはα₁ₐ-アドレナリン受容体サブタイプ（前立腺に多く存在）への選択性が高く、ナフトピジルはα₁ᴅ-アドレナリン受容体サブタイプ（膀胱括約筋、膀胱三角筋に存在）への選択性が高いという特徴がある。

（　）内は主な製品名

非選択的アドレナリンβ受容体遮断薬

プロプラノロール、ブフェトロール、ピンドロール、カルテオロール、チモロール、ナドロール、ニプラジロール等があります。

▼主な非選択的アドレナリンβ受容体遮断薬

プロプラノロール (インデラル)、**ピンドロール** (カルビスケン)、**カルテオロール** (ミケラン)	β受容体を遮断するため、本態性高血圧症、不整脈および狭心症に用いる。
カルテオロール (ミケラン)、**チモロール** (チモプトール)、**ニプラジロール** (ハイパジール)	β₂受容体を遮断し、血管を収縮させて眼房水産生・供給を減少させることにより眼圧を下降させるため、緑内障、高眼圧症に用いる。

( )内は主な製品名

その他の交感神経遮断薬

その他の交感神経遮断薬には、「選択的アドレナリンβ₁受容体遮断薬」「アドレナリンα、β受容体遮断薬」「ノルアドレナリン枯渇薬」「中枢性交感神経抑制薬」があります。

●**選択的アドレナリンβ₁受容体遮断薬**

アテノロール (テノーミン)、**メトプロロール** (セロケン)、**ビソプロロール** (メインテート) 等があります。β₁受容体を選択的に遮断することにより本態性高血圧症、狭心症、不整脈等に用います。β₂受容体遮断作用が非常に弱いため、気管支喘息、血糖低下等の副作用は少ないとされています。

●**アドレナリンα、β受容体遮断薬**

ラベタロール (トランデート)、**アモスラロール** (ローガン)、**アロチノロール**、**カルベジロール** (アーチスト) 等があります。

β受容体遮断作用に加え、α₁受容体遮断作用を主とした血管拡張作用を示すため、高血圧症に用います。中でも、アロチノロールは狭心症、頻脈性不整脈、本態性振戦にも用います。また、カルベジロールは狭心症や慢性心不全にも用います。

●**ノルアドレナリン枯渇薬**

レセルピン (ベハイドRA：配合錠に含まれる) 等があります。レセルピンは視床下部に作用して交感神経の緊張を抑制することで血管を拡張し、交感神経末梢のカテコールアミンを減少させて神経伝達を抑制することによって血圧降下作用を示します。高血圧症に用いられます。

●**中枢性交感神経抑制薬**

メチルドパ (アルドメット)、**クロニジン** (カタプレス)、**グアナベンズ** (ワイテンス) 等があります。中枢のα₂受容体に選択的に作用して交感神経緊張を抑制し、末梢血管を拡張させて血圧を降下させるため、高血圧症に用います。

副交感神経に作用する薬

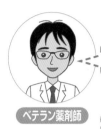

ベテラン薬剤師

続いて、副交感神経に作用する薬です。

コリン作動薬と抗コリン薬ですね。

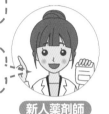

新人薬剤師

副交感神経興奮薬（コリン作動薬）

　副交感神経節後線維が支配する効果器官に興奮的に作用する薬物を副交感神経興奮薬、あるいはコリン作動薬といいます。

▼主な副交感神経興奮薬

直接型コリン作動薬		ベタネコール、カルバコール、アセチルコリン、セビメリン等
間接型コリン作動薬 （コリンエステラーゼ阻害薬）	可逆的コリンエステラーゼ阻害薬	ネオスチグミン、ジスチグミン、ピリドスチグミン、アンベノニウム等
	非可逆的コリンエステラーゼ阻害薬	パラチオン、サリン等 （現在のところ、医療用薬として適応症を有していない）
副交感神経遮断薬 （抗コリン薬）		アトロピン、トロピカミド、シクロペントラート、プロパンテリン、ブチルスコポラミン、メペンゾラート、ピレンゼピン、イプラトロピウム、チオトロピウム、グリコピロニウム、ピペリドレート、プロピベリン、オキシブチニン、ソリフェナシン、イミダフェナシン、トルテロジン、フェソテロジン、トリヘキシフェニジル、ピロヘプチン、マザチコール

直接型コリン作動薬

　ベタネコール、カルバコール、アセチルコリン、セビメリン等があります。

▼主な直接型コリン作動薬

ベタネコール （ベサコリン）	節後副交感神経刺激によるムスカリン様作用により胃腸の運動と緊張を高めて胃液の分泌を促進するため、慢性胃炎、腸管麻痺に用いる。また、膀胱の排尿筋を収縮させ、膀胱内圧を高めると同時に膀胱頸部を緩解することによって排尿効果を促進するため、排尿困難にも用いる。
セビメリン （サリグレン）	唾液腺のM_3受容体に作用し、唾液分泌を促進させる。シェーグレン症候群患者の口腔乾燥症状の改善に用いる。

（　）内は主な製品名

可逆的コリンエステラーゼ阻害薬

　ネオスチグミン、ジスチグミン、ピリドスチグミン、アンベノニウム等があります。

▼主な可逆的コリンエステラーゼ阻害薬

ネオスチグミン （ミオピン、ワゴスチグミン）	コリンエステラーゼを一時的に不活化して、アセチルコリンの分解を抑制し、間接的にアセチルコリンの作用を増強する。また、自らもアセチルコリン様の作用を有するコリン作動薬（副交感神経興奮薬）として働くため、調節機能の改善や重症筋無力症に用いる。
ジスチグミン （ウブレチド）	アセチルコリンの分解を抑制することにより、間接的にアセチルコリンの作用を増強、持続させ、副交感神経支配臓器でムスカリン様作用を示す。排尿困難に用いる。
ピリドスチグミン（メスチノン） アンベノニウム（マイテラーゼ）	アセチルコリンの分解を抑制することにより、間接的にアセチルコリンの作用を増強するとともに、自らもアセチルコリン様作用を示す。重症筋無力症に用いる。

（　）内は主な製品名

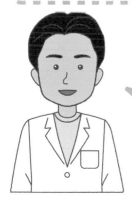

コリンエステラーゼ阻害薬の副作用であるコリン作動性クリーゼは、アセチルコリンが過剰となることで生じる呼吸困難等の急激な症状の悪化です。腹痛や下痢、発汗、唾液が出る、息苦しさ、胸が締め付けられる感じ、吐気等が徴候として現れることがあり、服用開始後2週間は注意が必要とされます。

病院薬剤師

副交感神経遮断薬（抗コリン薬）

　副交感神経節後線維が支配する効果器官のムスカリン性アセチルコリン受容体を、アセチルコリンと競り合って遮断する薬剤を副交感神経遮断薬、あるいは抗コリン薬といいます。

▼主な副交感神経遮断薬（抗コリン薬）

トロピカミド （ミドリンM、ミドリンP：フェニレフリン配合）	副交感神経支配の瞳孔括約筋を弛緩させるため、散瞳に用いられる。また、副交感神経支配の毛様体筋（特にMuller筋）を弛緩させるため、調節麻痺にも用いる。
ブチルスコポラミン （ブスコパン）	アトロピンよりはるかに強い痙攣作用を示すが、散瞳、口渇等の作用は弱い。痙攣作用が強いのは抗コリン作用のほかに自律神経節遮断作用を有するためである。経口投与により胃酸分泌やペプシン分泌を抑える。これらの作用により、痙攣、運動機能亢進に用いる。
メペンゾラート （トランコロン）	アセチルコリンおよび迷走神経刺激による消化管攣縮を抑制する。下部消化管（結腸）に選択的に作用するため、過敏大腸症に用いる。
チオトロピウム （スピリーバ）	長時間持続型の選択的ムスカリン受容体拮抗薬であり、ムスカリン受容体のサブタイプであるM_1〜M_5受容体にほぼ同程度の親和性を示す。気道においては、気道平滑筋のM_3受容体に対するアセチルコリンの結合を阻害して気管支収縮抑制作用を発現するため、慢性閉塞性肺疾患（慢性気管支炎、肺気腫）の気道閉塞性障害に基づく諸症状の緩解に用いる。
オキシブチニン （ポラキス、ネオキシ）	膀胱平滑筋（排尿筋）のM_3受容体を遮断し、排尿筋を弛緩させるため、過活動膀胱における尿意切迫感、頻尿および切迫性尿失禁に用いる。
ソリフェナシン （ベシケア）	膀胱平滑筋においてM_3受容体拮抗作用を示すことにより膀胱の過緊張状態を抑制するため、過活動膀胱における尿意切迫感、頻尿および切迫性尿失禁に用いる。
イミダフェナシン （ステーブラ、ウリトス）	受容体サブタイプM_1およびM_3に対して拮抗作用を示し、膀胱においてはM_1拮抗によるアセチルコリン遊離抑制とM_3拮抗による膀胱平滑筋収縮抑制作用を示すため、過活動膀胱における尿意切迫感、頻尿および切迫性尿失禁に用いる。
トルテロジン （デトルシトール）	ムスカリン受容体機能の亢進により出現する排尿筋の不随意収縮を抑制するため、過活動膀胱における尿意切迫感、頻尿および切迫性尿失禁に用いる。
フェソテロジン （トビエース）	活性代謝物の5-HMTが膀胱平滑筋のムスカリン受容体を阻害して膀胱収縮を抑制するため、過活動膀胱における尿意切迫感、頻尿および切迫性尿失禁に用いる。
トリヘキシフェニジル （アーテン）	平滑筋に対して抗痙攣作用を、副交感神経系に対して抑制作用を示す。よって平滑筋の痙攣は、直接には筋弛緩により、間接には副交感神経系の緩解により軽快する。これにより向精神薬投与によるパーキンソニズム、ジスキネジア（遅発性を除く）、アカシジアに用いる。

（　）内は主な製品名

自律神経節と体性神経系に作用する薬

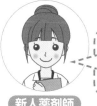

新人薬剤師

神経系に作用する薬の最後は、自律神経節と体性神経系に作用する薬ですね。神経系の薬はたくさんあります。

おつかれさまでした。毎日の薬局業務の中で、少しずつでも確認していけば、しっかりとした知識になりますよ！

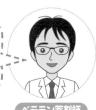

ベテラン薬剤師

ニコチン受容体部分作動薬

バレニクリン（チャンピックス）があります。α_4 β_2ニコチン受容体の部分作動薬作用（刺激作用と拮抗作用）によって発現すると考えられており、ニコチン依存症の喫煙者に対する禁煙の補助に用います。

競合的拮抗薬として作用し、喫煙時（ニコチン併用時）のドパミン遊離を抑制します。これにより、喫煙者はタバコを吸っても快感・満足感が得られなくなります。

体性神経系のしくみ

体性神経系とは、骨格筋の反射による運動機能の調節（体性感覚等に基づく）や、意思による運動機能（大脳皮質の働きに基づく）に関わる神経系です。

▼体性神経系（知覚神経、運動神経）の種類と機能

知覚神経	視覚や聴覚等の感覚を中枢神経系に伝える神経。興奮が中枢に向かうので「求心性神経」とも呼ばれる。
運動神経	筋肉の動きを支配する神経。中枢から末梢へと信号が伝わるので「遠心性神経」とも呼ばれる。

知覚神経系に作用する薬（局所麻酔等）

知覚神経系に作用する薬には、局所麻酔薬があります。局所麻酔薬とは末梢知覚神経に作用し、求心性インパルスの伝導を可逆的に遮断し、痛覚を消失させる薬物をいいます。

▼知覚神経系に作用する主な薬

オキシブプロカイン （ラクリミン）	結膜および角膜の知覚麻痺ならびに三叉神経反射弓の一過性遮断により涙液分泌を抑制するため、分泌性流涙症に用いる。
オキセサゼイン （ストロカイン）	幽門前庭部粘膜を麻酔し、ガストリンの遊離を抑制し、間接的に胃酸分泌を抑制するため、胃炎、胃十二指腸潰瘍、過敏性腸症候群に伴う疼痛・酸症状、悪心・嘔吐等に用いる。

（　）内は主な製品名

運動神経系に作用する薬

運動神経系に作用する薬には、作用部位の違いにより、神経筋接合部刺激薬、神経筋接合部遮断薬、中枢性筋弛緩薬があります。

●神経筋接合部刺激薬

コリンエステラーゼを阻害して、アセチルコリンの代謝を抑制するものと、神経筋接合部のニコチン性アセチルコリンN_M受容体を直接刺激するものがあります。代表的な薬剤に、ネオスチグミン、ジスチグミン、ピリドスチグミン、アンベノニウムがあります（➡p.56参照）。

●神経筋接合部遮断薬

神経筋接合部に作用し、アセチルコリンによる興奮伝達を遮断し、骨格筋の興奮-収縮連関を抑制することによって骨格筋を弛緩させます。代表的な薬剤に、**スキサメトニウム**（レラキシン）、**ダントロレンナトリウム**（ダントリウム）、**A型ボツリヌス毒素**（ボトックス）があります。ダントロレンナトリウムは、骨格筋の興奮-収縮連関を抑制し、筋小胞体からのCa^{2+}の遊離を抑制して筋を弛緩させるため、痙性麻痺や悪性症候群に用います。

●中枢性筋弛緩薬

脊髄の単シナプス反射、多シナプス反射を抑制し、骨格筋を弛緩させます。単シナプス反射路とは求心性神経と脊髄運動神経が直接結び付いた反射路で、多シナプス反射路とは求心性神経と2つ以上のシナプスを介して脊髄運動神経が結び付いた反射路のことをいいます。

▼主な中枢性筋弛緩薬

クロルフェネシンカルバミン酸エステル (リンラキサー)	脊髄の多シナプス反射を抑制して筋弛緩作用を示すため、運動器疾患に伴う有痛性痙縮に用いる。
チザニジン (テルネリン)	中枢性 α_2 受容体刺激作用を持ち、脊髄および脊髄上位中枢に作用して脊髄反射抑制作用等の筋弛緩作用を示すとともに疼痛緩和作用を示す。筋緊張状態の改善や痙性麻痺に用いる。
エペリゾン (ミオナール)	多シナプス反射、単シナプス反射を抑制して筋弛緩作用を示す。筋緊張状態の改善や痙性麻痺に用いる。
バクロフェン (リオレサール、ギャバロン)	脊髄の単シナプスおよび多シナプスの両反射に対する選択的な抑制作用により筋弛緩作用を示す。痙性麻痺に用いる。
アフロクアロン (アロフト)	脊髄から上位の中枢にかけての広範囲の部位に作用して、単シナプスおよび多シナプス反射を抑制し、筋弛緩作用を示す。筋緊張状態の改善や痙性麻痺に用いる。

（　）内は主な製品名

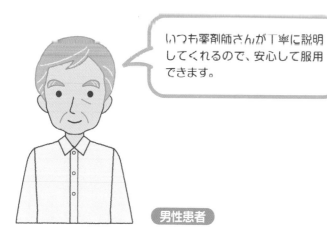

いつも薬剤師さんが丁寧に説明してくれるので、安心して服用できます。

男性患者

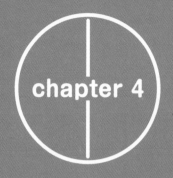

chapter 4

循環器系に作用する薬

循環器系は血液やリンパ液を体内で循環させることによって、
組織や細胞への酸素や栄養の供給と二酸化炭素等の
老廃物を回収するシステムです。
本章では、心臓と血管系に作用する薬についてみていきます。

心臓のしくみ

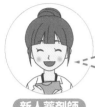

新人薬剤師

心臓のしくみはバッチリです！

（笑）。いちおう、心臓の構造と刺激伝導系についておさらいしておきましょう。

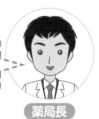

薬局長

心臓の構造

心臓は胸の中央よりやや左寄りに位置し、重さは200〜300gで大きさは握りこぶしほどです。右心房、左心房、右心室、左心室の4つの部屋に分かれていて、逆流を防ぐために4つの弁（三尖弁、僧帽弁、大動脈弁、肺動脈弁）が備わっています。

心臓は心筋という特殊な筋肉でできており、絶えずポンプのように拍動し、全身に血液を送り届けています。肺で新鮮な酸素を取り込んだ血液（動脈血）は、肺静脈を通って左心房へ、左心房から左心室へ送られ、左心室から大動脈を経て全身に送られます（体循環）。全身を巡り二酸化炭素が多くなった血液（静脈血）は、大静脈から右心房に戻り、右心房から右心室へ、右心室から肺動脈を通って肺に送られます（肺循環）。

体循環や肺循環とは別に、心臓自身に血液を供給するルートとして、冠状動脈（冠動脈）と冠静脈からなる冠循環があります。冠状動脈は心臓に酸素と栄養を届けるための重要な血管であり、冠動脈に異常をきたす疾患が虚血性心疾患です。

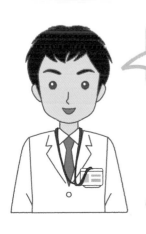

体循環と肺循環の流れは、何も見ないで絵に描けるくらい頭にたたき込んでおきましょう。

薬局長

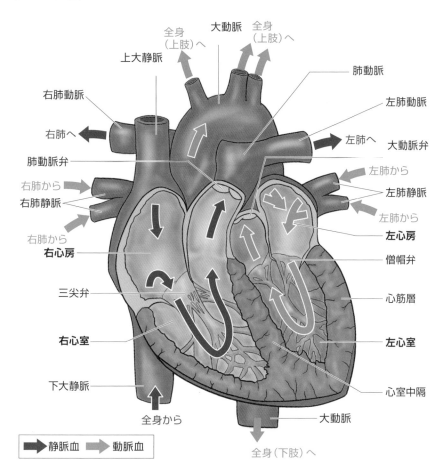

全身
(上肢)へ 　大動脈　全身
(上肢)へ

上大静脈

肺動脈

右肺動脈

左肺動脈

右肺へ

左肺へ　大動脈弁

肺動脈弁

左肺から

右肺から

左肺静脈

右肺静脈

左肺から

右肺から

左心房

右心房

僧帽弁

三尖弁

心筋層

右心室

左心室

下大静脈

心室中隔

全身から

大動脈

全身（下肢）へ

➡ 静脈血　➡ 動脈血

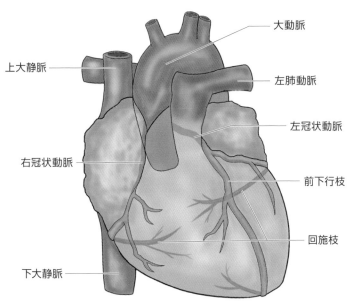

大動脈

上大静脈

左肺動脈

左冠状動脈

右冠状動脈

前下行枝

回施枝

下大静脈

雑賀智也著『看護の現場ですぐに役立つ 人体のキホンと名前の図鑑』(秀和システム刊)より抜粋

心臓の刺激伝導系

心臓は、洞房結節から発生した電気的刺激により規則的に収縮と弛緩を繰り返すことで、血液を全身に送り出しています。この電気系統のことを刺激伝導系といいます。

刺激伝導系では、洞房結節で発生した電気的刺激によって右心房と左心房を刺激して収縮させ、その後、房室結節を経てヒス束、右脚・左脚、プルキンエ線維に伝わり、心室を収縮させます。

心電図は心臓の刺激伝導系における電気信号の流れを記録したもので、心房の収縮を示すP波、心室の収縮を示すQRS波、心室の拡張を示すT波からなります。

▼心臓の刺激伝導系

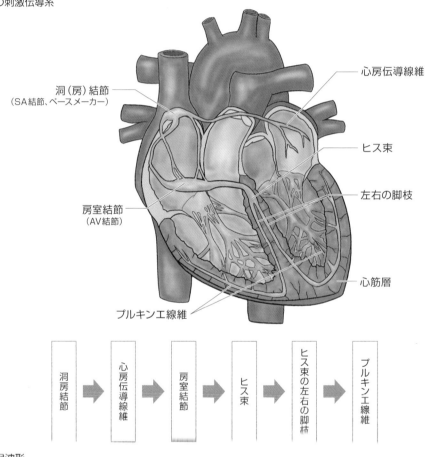

洞（房）結節
（SA結節、ペースメーカー）

房室結節
（AV結節）

プルキンエ線維

心房伝導線維

ヒス束

左右の脚枝

心筋層

洞房結節 → 心房伝導線維 → 房室結節 → ヒス束 → ヒス束の左右の脚枝 → プルキンエ線維

▼心電図波形

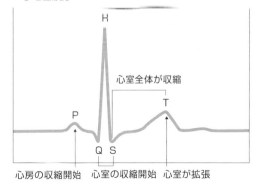

心室全体が収縮

P　Q　S　T　R

心房の収縮開始　心室の収縮開始　心室が拡張

雑賀智也著『看護の現場ですぐに役立つ
人体のキホンと名前の図鑑』より抜粋

心不全治療薬

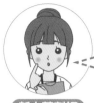

心不全治療にはジギタリス製剤と利尿薬等を用いますね。

心筋の収縮力を増大させるものと、心臓の負荷を軽減させるものがあります。

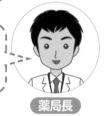

心不全

心不全とは、心臓のポンプ機能が低下して全身が必要とする血液を十分に送り出せなくなった状態をいいます。

心臓のポンプ機能が低下すると心拍出量が低下するので、それを補うため（代償的）に交感神経の興奮やレニン-アンジオテンシン-アルドステロン系（➡ p.78参照）の活性化が起こり、一時的に心拍出量が維持されます。

▼心臓リモデリングとレニン-アンジオテンシン-アルドステロン系

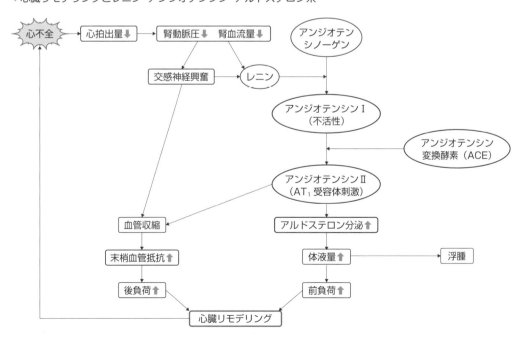

アルドステロンによって体液量が増加すると前負荷＊の増大と浮腫が生じ、血管が収縮して末梢血管抵抗が増すことによって後負荷＊が増大します。その結果、心臓への前負荷と後負荷が過剰になると、心臓が負荷に対抗してポンプ機能を維持するために心肥大等の心筋組織の構造の変化（心臓リモデリング）を生じ、心不全の発生と増悪を招きます。

心不全治療薬は、このような心不全の悪化を防ぐために、心筋収縮力の増強や負荷の軽減を目的として用いられます。

▼前負荷と後負荷

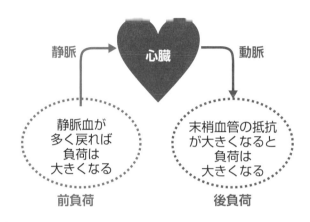

強心薬（ジギタリス製剤）

強心薬は、心筋収縮力を増強して心拍出量を増加させる薬物です。ここでは、強心薬としてジギタリス製剤について取り上げます。

ジギタリス製剤は、ゴマノハグサ科ジギタリス類の植物の葉等に含まれる強心配糖体（ステロイド骨格に糖が結合した基本構造を持つ）を含有する製剤です。

心筋細胞膜のNa^+、K^+-ATPase（Na^+ポンプ）を阻害することでNa^+の細胞外への流出が減少し、細胞内Na^+濃度が上昇します。それにより、Na^+-Ca^{2+}交換機構を介したCa^{2+}の細胞外への流出が減少して細胞内のCa^{2+}濃度が上昇することで心筋収縮力増大作用（強心作用、陽性変力作用）を示します。

そのほかにも、刺激伝導系の興奮伝導速度を低下させて不応期を延長させることによる興奮伝導遅延作用（陰性変伝導作用）や心拍数減少作用（陰性変時作用）、利尿作用等も有しています。

ジギタリス製剤は有効血中濃度の範囲が狭い（安全域が狭い）ため、血中濃度の上昇によるジギタリス中毒（不整脈、悪心、嘔吐、頭痛等）の発現に注意が必要です。また、チアジド系利尿薬やループ利尿薬との併用によって低カリウム血症が起こりやすくなり、低カリウム血症になるとNa^+ポンプの効率が低下するためジギタリス製剤の作用が増強され、ジギタリス中毒のリスクが増大します。

主な強心薬にはジギトキシン（現在適応なし）、**ジゴキシン**（ジゴキシンKY、ハーフジゴキシンKY等）、**デスラノシド**（ジギラノゲン）、半合成の**メチルジゴキシン**（ラニラピッド）がある。

このほか、心収縮力を増強させる薬剤にβ_1受容体刺激薬の**デノパミン**（カルグート）があります（➡ p.50参照）。デノパミンは多くの場合、ジギタリスや利尿剤、血管拡張剤等と併用で用います。

＊**前負荷**　心臓へ戻る静脈還流量による負荷。
＊**後負荷**　末梢血管抵抗による負荷。

心臓の負荷を軽減する薬

　心不全の治療には、心臓に対する前負荷や後負荷を軽減させる薬が用いられます。心臓の負荷を軽減する主な薬には、利尿薬、硝酸薬、アンジオテンシン変換酵素（ACE）阻害薬、アンジオテンシンⅡ受容体拮抗薬（ARB）、選択的β_1受容体遮断薬、$\alpha_1\beta$受容体遮断薬があります。

利尿薬

　利尿薬は、腎尿細管でのNa^+と水の再吸収を抑制する利尿作用を示し、静脈還流量を減少させることにより前負荷を軽減します（➡p.80参照）。特にスピロノラクトンは、アルドステロンと拮抗するため心臓リモデリングを抑制し、うっ血性心筋不全患者の生命予後を改善します。トルバプタンは、バソプレシンV_2受容体拮抗作用により、集合管でのバソプレシンによる水再吸収を阻害することで選択的に水を排泄し、電解質排泄の増加を伴わない利尿作用を示します。

▼心不全治療に用いられる主な利尿薬

チアジド系利尿薬	**ヒドロクロロチアジド**、**トリクロルメチアジド**（フルイトラン）、**ベンチルヒドロクロロチアジド**（ベハイド）
ループ利尿薬	**フロセミド**（ラシックス）、**ブメタニド**（ルネトロン）、**アゾセミド**（ダイアート）、**トラセミド**（ルプラック）
カリウム保持性利尿薬	**スピロノラクトン**（アルダクトンA）、**エプレレノン**（セララ）、**トリアムテレン**（トリテレン）
バソプレシンV_2受容体拮抗薬	**トルバプタン**（サムスカ）

（　）内は主な製品名

硝酸薬

　ニトログリセリン（ミリステープ）、**硝酸イソソルビド**（フランドル：適応外）があります（➡p.74参照）。細胞内で一酸化窒素（NO）を遊離し、NOが血管平滑筋のグアニル酸シクラーゼを活性化してcGMPの濃度を上昇させることで血管を拡張します。動脈を拡張させることにより末梢血管抵抗を減少させて後負荷を軽減し、静脈を拡張させることにより静脈還流量を減少させて前負荷を軽減します。

アンジオテンシン変換酵素（ACE）阻害薬

エナラプリル（レニベース）、**リシノプリル**（ロンゲス、ゼストリル）があります（➡ p.78参照）。ACEを阻害してアンジオテンシンIIの生成を抑制することで、血管拡張やアルドステロン分泌を抑制します。血管拡張により末梢血管抵抗を減少させて後負荷を軽減し、アルドステロン分泌抑制により静脈還流量を減少させて前負荷を軽減します。また、心臓リモデリングを抑制します。

アンジオテンシンII受容体拮抗薬（ARB）

カンデサルタンシレキセチル（ブロプレス）があります（➡ p.78参照）。アンジオテンシンII受容体（AT₁受容体）に特異的に結合してアンジオテンシンIIの作用を抑制することで、血管拡張やアルドステロン分泌を抑制します。また、心臓リモデリングを抑制します。

選択的β₁受容体遮断薬、α₁β受容体遮断薬

選択的β_1受容体遮断薬には**ビソプロロール**（メインテート）が、$\alpha_1\beta$受容体遮断薬には**カルベジロール**（アーチスト）があります（➡ p.79参照）。

β_1受容体遮断作用では、心機能を低下させることによる心筋の酸素消費の減少と、レニン分泌を抑制することによるレニン-アンジオテンシン系の抑制をします。α_1受容体遮断作用では、血管を拡張することにより血管抵抗を減少させて後負荷を軽減します。

サクビトリルバルサルタン（エンレスト®）

2020年8月に慢性心不全（ただし、慢性心不全の標準的な治療を受けている患者に限る）の治療薬として、アンジオテンシン受容体ネプリライシン阻害薬（ARNI）の**サクビトリルバルサルタン**（エンレスト®）が登場しました。ネプリライシン（NEP）はナトリウム利尿ペプチドの活性を阻害する酵素であり、ナトリウム利尿ペプチドには血管拡張作用や利尿作用、レニン-アンジオテンシン-アルドステロン系抑制作用、交感神経抑制作用、心肥大抑制作用、抗線維化作用等があります。そのため、NEPを阻害することでナトリウム利尿ペプチドの作用を亢進させることができます。サクビトリルバルサルタンはサクビトリルとバルサルタンに解離して、サクビトリルはNEPを、バルサルタンはAT₁受容体を阻害することによって、心不全の進行を抑えると考えられています。

抗不整脈薬

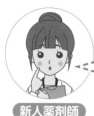

新人薬剤師

抗不整脈薬は心臓のリズムを整える薬ですよね。

そうです。ただ、重篤な副作用を生じるものも少なくありません。それぞれの薬の特徴について確認していきましょう。

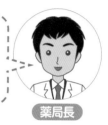

薬局長

不整脈

不整脈は、心臓の拍動のリズムが乱れたり、拍動が極端に多かったり少なかったりする状態で、心臓の拍動が極端に少ない場合（50回／分 以下）を徐脈性不整脈、極端に多い場合（100回／分 以上）を頻脈性不整脈といいます。また、心房に発生したものを上室性不整脈、心室に発生したものを心室性不整脈といいます。

不整脈の原因には、心臓の刺激伝導系における興奮発生の異常や興奮伝導の異常があります。興奮発生の異常は、洞房結節のペースメーカー機能の亢進・低下によるものや、洞房結節以外の部位における異常なペースメーカー（異所性自動能）の発生が原因になります。一方、興奮伝導の異常は、興奮伝導が心臓全体に伝わらないブロックや、通常は心臓全体に伝わったあと消失するはずの刺激が心筋内の異常により消失せずに迂回し、一度興奮して不応期＊を脱した部位を再度興奮させるリエントリーが原因となります。

抗不整脈薬

抗不整脈薬は、心臓の興奮発生や興奮伝達の異常を改善することによって心臓のリズムを整えるもので、その分類には、活動電位への作用に基づいたVaughan Williams分類と、イオンチャネルや受容体等への作用に基づいたSicilian Gambit分類が用いられます。

本書ではVaughan Williams分類におけるそれぞれの薬の特徴をみていきます。

＊**不応期**　活動電位が一度発生した直後の、いかなる刺激が与えられても活動電位が発生しない期間。

▼Vaughan Williams分類

クラス	Ia	Ib	Ic	II	III	IV
電気生理学的作用	Naチャネル抑制			β遮断（交感神経β遮断作用）	Kチャネル遮断（活動電位持続時間延長）	Caチャネル遮断
	活動電位持続時間延長	活動電位持続時間短縮	活動電位持続時間不変			
不応期	延長	短縮	延長	不変	延長	不変
薬剤名	プロカインアミド（アミサリン）ジソピラミド（リスモダン）シベンゾリン（シベノール）	リドカイン（キシロカイン）メキシレチン（メキシチール）アプリンジン（アスペノン）	フレカイニド（タンボコール）ピルシカイニド（サンリズム）プロパフェノン（プロノン）	プロプラノロール（インデラル）メトプロロール（セロケン）ビソプロロール（メインテート）	アミオダロン（アンカロン）ソタロール（ソタコール）ニフェカラント（シンビット）	ベラパミル（ワソラン）ジルチアゼム（ヘルベッサー）ベプリジル（ベプリコール）

（　）内は主な製品名

▼Sicilian Gambit分類

薬剤	イオンチャネル						受容体				ポンプ	臨床効果			心電図所見		
	Na			Ca	K	If	α	β	M₂	A₁	Na-K ATPase	左室機能	洞調律	心外性	PQ	QRS	JT
	fast	med	slow														
リドカイン	○											→	→	●			↓
メキシレチン	○											→	→	●			↓
プロカインアミド		Ⓐ			●							↓	→	●	↑	↑	↑
ジソピラミド			Ⓐ		●				○			↓	→	●	↑↓	↑	↑
キニジン		Ⓐ			●		○		○			→	↑	●	↑↓	↑	↑
プロパフェノン		Ⓐ						●				↓	↓	○	↑	↑	
アプリンジン		Ⓘ		○	○	○						→	→	●	↑	↑	→
シベンゾリン			Ⓐ	○	●				○			↓	→	○	↑	↑	→
ピルメノール			Ⓐ		●				○			↓	↓	○	↑	↑	↑→
フレカイニド			Ⓐ		○							↓	↓	○	↑	↑	
ピルシカイニド			Ⓐ									↓	↓	○	↑	↑	
ベプリジル	○			●	●							→	↓	○			↑
ベラパミル	○			●			●					↓	↓	○	↑	↑	
ジルチアゼム				●								↓	↓	○	↑		
ソタロール					●			●				↓	↓	○	↑		↑
アミオダロン	○			○	●		●	●				→	↓	●	↑		↑
ニフェカラント					●												↑
ナドロール								●				↓	↓	○	↑		
プロプラノロール	○							●				↓	↓	○	↑		
アトロピン									●			→	↑				
ATP										■		?	↓	○	↑		
ジゴキシン										●	■	↑	↓	●	↑		↓

遮断作用の相対的強さ　○低　●中等　●高　■作動薬
Ⓐ＝活性化チャネルブロッカー　Ⓘ＝不活性化チャネルブロッカー

(Circulation 84:1831-1851,1991)

(If:過分極活性化内向き電流　M₂:ムスカリン受容体　A₁:アデノシン受容体　JT:Q間隔に相当)

抗不整脈薬クラスI群（Naチャネル遮断薬）

抗不整脈薬I群は、活動電位持続時間と不応期を延長するIa群、活動電位持続時間と不応期を短縮するIb群、活動電位持続時間は不変で不応期を延長するIc群に分類されます。

●クラスIa群

クラスIa群には、**プロカインアミド**（アミサリン）、**ジソピラミド**（リスモダン）、**キニジン**、**シベンゾリン**（シベノール）、**ピルメノール**（ピメノール）があります。

Na⁺チャネルを遮断することで細胞内へのNa⁺の流入を抑制し、刺激伝導速度を低下させます。また、K⁺チャネル遮断作用もあり、活動電位持続時間と不応期を延長して心筋の自動能を低下させることにより不整脈の発生を抑制します。

副作用には、QT間隔延長による心室細動や心不全等があり、ジソピラミド、シベンゾリン、ピルメノールでは抗コリン作用による口渇や排尿障害等があります。

●クラスIb群

クラスIb群には、**リドカイン**（キシロカイン）、**メキシレチン**（メキシチール）、**アプリンジン**（アスペノン）があります。

Na⁺チャネルを遮断して心筋の自動能を抑制します。さらに、活動電位持続時間と不応期を短縮します。主に心室性不整脈に有効とされています。副作用には、ショック、痙攣、めまい等があります。

●クラスIc群

クラスIc群には、**プロパフェノン**（プロノン）、**フレカイニド**（タンボコール）、**ピルシカイニド**（サンリズム）があります。

心筋細胞のNa⁺チャネルを遮断することで細胞膜の活動電位の最大脱分極速度を抑制し、刺激の伝導速度を抑制することにより抗不整脈作用を示します。K⁺チャネル遮断作用はほとんどなく、活動電位持続時間は変化させず、有効不応期は延長させます。頻脈性不整脈に適応があり、他の抗不整脈薬が使用不可または無効の場合に使用されます。

副作用には、心室頻拍、心室細動、洞停止等があります。

抗不整脈薬クラスII群（β受容体遮断薬）

クラスII群の抗不整脈はβ受容体遮断薬で、選択的β₁遮断薬の**アテノロール**（テノーミン）、**ビソプロロール**（メインテート）、**メトプロロール**（ロプレソール、セロケン）、**アセブトロール**（アセタノール）、非選択的β遮断薬の**プロプラノロール**（インデラル）、**ナドロール**（ナディック）、**カルテオロール**（ミケラン）、**ピンドロール**（カル

ビスケン）があります（➡p.74参照）。

β₁受容体遮断作用により、心筋の自動能と刺激伝導速度を低下させ、刺激閾値を上昇、活動電位持続時間を延長させることで抗不整脈作用を示します。

副作用には徐脈や房室ブロック、気管支喘息の誘発・悪化等があります。

抗不整脈薬クラスⅢ群（K^+チャネル遮断薬）

　クラスⅢ群の抗不整脈薬には、**アミオダロン**（アンカロン）、**ソタロール**（ソタコール）、**ニフェカラント**（シンビット：注射剤）があります。

　心筋のK^+チャネルを遮断することで活動電位持続時間と有効不応期を延長させることにより、抗不整脈作用を示します。アミオダロンはNa^+チャネル遮断作用、Ca^{2+}チャネル遮断作用、β受容体遮断作用を併せ持ち、ソタロールは非選択的なβ受容体遮断作用を併せ持ちます。

　副作用には、QT間隔延長、心室頻拍、心室細動等があり、アミオダロンには間質性肺炎等の副作用もあります。

抗不整脈薬クラスⅣ群（カルシウム拮抗薬）

　クラスⅣ群の抗不整脈薬はカルシウム拮抗薬であり、**ベラパミル**（ワソラン）、**ジルチアゼム**（ヘルベッサー）、**ベプリジル**（ベプリコール）があります（➡ p .75参照）。

　房室結節等のCa^{2+}チャネルを遮断し、心筋自動能と刺激伝導速度を低下させる作用や有効不応期を延長させる作用等により抗不整脈作用を示し、上室性不整脈に有効です。ベプリジルは、Na^+チャネル遮断作用とK^+チャネル遮断作用も併せ持ちます。

　副作用には、徐脈、心室頻拍、心室細動等があり、ベプリコールではQT延長が現れることがあります。

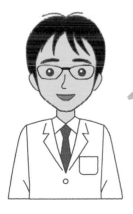

心筋の脱分極後の再分極の遅れや不応期の延長によりQT間隔が延長すると、トルサード・ド・ポアント（torsades de pointes）という多形性心室頻拍の発症原因となります。

ベテラン薬剤師

虚血性心疾患（狭心症）治療薬

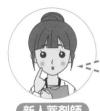

新人薬剤師

虚血性心疾患といえば狭心症と心筋梗塞ですね。

ここでは狭心症の治療薬についてみていきましょう。

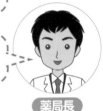

薬局長

虚血性心疾患

虚血性心疾患とは、冠動脈が動脈硬化のために狭窄や閉塞をすることで、心臓への血液供給が不足して心筋虚血を生じる病態の総称です。冠動脈が狭窄して心筋虚血を生じたのみで心筋壊死まで至っていない状態を狭心症、血栓等により冠動脈が閉塞して心筋壊死に至った状態を心筋梗塞といいます。本書では、狭心症治療薬にしぼって取り上げます。

狭心症と狭心症治療薬

狭心症は、心筋の酸素供給と消費のバランスが崩れることによって起こる疾患であり、労作性狭心症と安静時狭心症に分類されます。主な症状として、胸が締め付けられるような痛み（狭心痛）が発作的に生じます。

労作性狭心症は、冠動脈が狭窄して冠血流量が制限されている状態で、運動等の労作により心筋の酸素消費が増大したときに発作が起こります。

安静時狭心症は、冠動脈の動脈硬化等による狭窄の有無にかかわらず、冠動脈に痙攣性の収縮である攣縮（スパスム）が生じて発作が起こり、特に就寝時や明け方に多くみられます。

狭心症治療薬には、硝酸薬、β受容体遮断薬、カルシウム拮抗薬、冠血管拡張薬等が用いられます。これらは、冠動脈を拡張して冠血流量を増やすことによって、酸素供給を増加させたり心筋の仕事量を減らしたりすることで、酸素需要を減少させます。

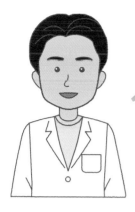

狭心症の発作時には一般的に心電図のST部分が低下します。一方、安静時狭心症の一種である異形狭心症では発作時にST部分が上昇します。

病院薬剤師

硝酸薬

硝酸薬には、**亜硝酸アミル**、**ニトログリセリン**（ニトロペン、ミリステープ等）、**硝酸イソソルビド**（ニトロール、フランドル）、**一硝酸イソソルビド**（アイトロール）があります。

硝酸薬は細胞内で一酸化窒素（NO）を遊離し、NOが血管平滑筋のグアニル酸シクラーゼを活性化してcGMPの濃度を上昇させることで血管を拡張します。この作用機序により、冠動脈を拡張して冠血流量の増加と冠スパスムを緩和し、心筋への酸素供給を増加させます。また、末梢静脈の拡張による静脈還流量減少での前負荷軽減と、末梢動脈の拡張による末梢血管抵抗減少での後負荷軽減によって、心筋の酸素消費を減少させます。

副作用には、血圧低下による反射性頻脈や脳血管拡張による頭痛等があります。相互作用には、ホスホジエステラーゼ5阻害作用を持つシルデナフィル（バイアグラ）等との併用でcGMP濃度が著しく増加することによって、過度の血圧下降が現れることがあります。

β受容体遮断薬

β受容体遮断薬は労作性狭心症に用いられます。選択的β₁受容体遮断薬の**アテノロール**（アノーミン）、**ビソプロロール**（メインテート、ビソノテープ）、**ベタキソロール**（ケルロング）、**メトプロロール**（ロプレソール、セロケン）、**アセブトロール**（アセタノール）、**セリプロロール**（セレクトール）と、非選択的β受容体遮断薬の**ニプラジロール**（ハイパジール）、**プロプラノロール**（インデラル）、**ナドロール**（ナディック）、**カルテオロール**（ミケラン）、**ピンドロール**（カルビスケン）があります。

β₁受容体遮断作用により心筋収縮力と心拍数を低下させ、心筋の酸素消費を減少させます。また、β受容体遮断薬には内因性交感神経刺激作用（ISA：intrinsic sympathomimetic activity）を持つものがあります。これは、β受容体遮断薬にもかかわらず弱いβ受容体刺激作用も併せ持つということです。ISAを有するβ受容体遮断薬（アセブトロール、セリプロロール、カルテオロール、ピンドロール）は、β受容体を完全に遮断することによって起こる過度の心機能抑制がβ受容体刺激作用により緩和されるため、徐脈傾向の患者に適しているといえます。

副作用には、β₁受容体遮断作用による心機能抑制やβ₂受容体遮断作用による安静時狭心症（異形狭心症）の悪化、気管支喘息の誘発・悪化等があります。また、相互作用として、インスリンやスルホニル尿素系薬の血糖降下作用を増強します。

カルシウム拮抗薬

狭心症の治療に用いられるカルシウム拮抗薬には、ジヒドロピリジン系の**アムロジピン**（ノルバスク、アムロジン）、**エホニジピン**（ランデル）、**ニソルジピン**（バイミカード）、**ニトレンジピン**（バイロテンシン）、**ニフェジピン**（アダラート、セパミット）、**ベニジピン**（コニール）、ベンゾチアゼピン系の**ジルチアゼム**（ヘルベッサー）、フェニルアルキルアミン系の**ベラパミル**（ワソラン）、**ベプリジル**（ベプリコール）があります。

カルシウム拮抗薬は、血管平滑筋の膜電位依存性L型Ca^{2+}チャネルを遮断することでCa^{2+}の細胞内流入を抑制し、冠動脈と末梢動脈を拡張します。冠動脈を拡張することで冠血流量の増加と冠スパスムの緩和により心筋への酸素供給を増加させ、末梢動脈を拡張することで末梢血管抵抗を減少させて後負荷を軽減し、心筋の酸素消費量を減少させます。また、ジルチアゼムとベラパミルは、心筋のCa^{2+}チャネルも遮断することにより心筋収縮力と心拍数を低下させ、心筋の酸素消費を減少させます。

カルシウム拮抗薬とグレープフルーツジュースの相互作用はよく知られています。グレープフルーツジュースに含まれるフラノクマリン類が小腸上皮細胞に存在するCYP3A4を不可逆的に阻害するため、カルシウム拮抗薬の代謝が阻害されて血中濃度が上昇し、副作用発現のリスクが増大する可能性があります。

冠血管拡張薬

冠血管拡張薬には以下の薬剤があります。

▼主な冠血管拡張薬

ジピリダモール （ペルサンチン）	ジピリダモールは、血液中にあるアデノシンの赤血球や血管壁への再取り込みを抑制し、血液中のアデノシン濃度を上昇させることにより冠血管を拡張する。そのほかにも、血小板凝集抑制作用や尿タンパク減少作用等も有している。
ジラゼプ （コメリアン）	ジラゼプは、ヌクレオシドトランスポーター阻害作用によって、虚血等の侵襲で細胞外に放出されたアデノシンの再取り込みを抑制し、局所のアデノシン濃度を上昇させることにより血管拡張作用を示すと考えられている。そのほかにも、抗血小板作用等も有している。
トラピジル （ロコルナール）	トラピジルは、冠動脈の比較的太い血管を拡張することによって心筋虚血部の血流を改善する。そのほかにも、末梢血管抵抗減少による後負荷軽減作用と静脈拡張作用による前負荷軽減作用や、血小板凝集抑制作用、抗動脈硬化作用等も有している。
ニコランジル （シグマート）	ニコランジルは、亜硝酸薬と同様に冠血管平滑筋のグアニル酸シクラーゼを活性化し、cGMPの産生を増加することにより冠血管拡張作用を示す。加えて、ATP感受性K^+チャネル開口作用も有しており、冠血流量増加作用や冠血管攣縮抑制作用を示す。よって、難治性の冠攣縮性狭心症に対して虚血時の心筋保護薬として用いられる。
トリメタジジン （バスタレルF）	トリメタジジンは、血管拡張作用や心臓の仕事量減少作用、心筋保護作用等を有している。

（　）内は主な製品名

降圧薬

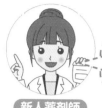

新人薬剤師

高血圧の患者さんはたくさん来局されますね！

降圧薬には種類がたくさんありますが、ここでまとめて覚えてしまいましょう！

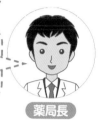

薬局長

高血圧症と降圧薬

高血圧症には、高血圧症全体の90%以上を占める原因の特定できない本態性高血圧症と、腎性高血圧症等の原因となる基礎疾患により発症する二次性高血圧症があります。

高血圧状態が長期間続くと、脳心血管疾患（脳卒中、心疾患）や腎障害等の合併症のリスクが高くなります。

降圧薬には、カルシウム拮抗薬、レニン-アンジオテンシン系抑制薬、交感神経抑制薬、利尿薬があり、主に本態性高血圧症に用いられます。降圧薬の心拍出量を低下させる作用や末梢血管抵抗を低下させる作用によって血圧を正常範囲にすることで、脳心血管疾患や腎障害等の発症・進展・再発を予防します。

降圧薬は、「循環血液量を低下させる（図中❶）」、「心拍出量を減少させる（図中❷）」、「血管を拡張させる（図中❸）」のいずれかにより降圧効果を期待したものです。

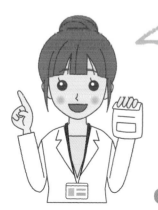

新人薬剤師

▼降圧薬の作用機序

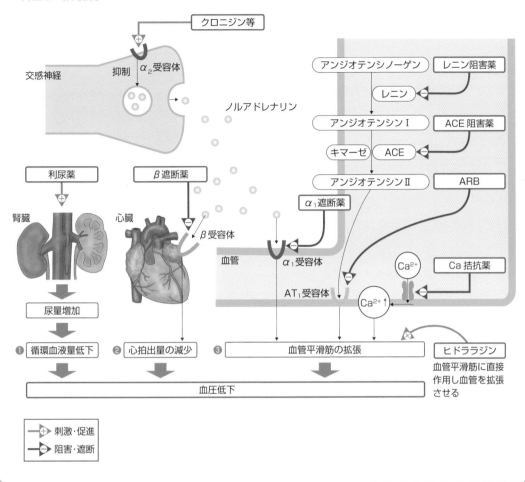

カルシウム拮抗薬

　降圧薬として用いられるカルシウム拮抗薬には、ジヒドロピリジン系の**アムロジピン**（ノルバスク、アムロジン）、**シルニジピン**（アテレック）、**ニカルジピン**（ペルジピン）、**ニフェジピン**（アダラート、セパミット）、**ニルバジピン**（ニバジール）、**ベニジピン**（コニール）、**アゼルニジピン**（カルブロック）等と、ベンゾチアゼピン系の**ジルチアゼム**（ヘルベッサー）があります。

　カルシウム拮抗薬は、血管平滑筋の膜電位依存性L型Ca^{2+}チャネルを遮断することでCa^{2+}の細胞内流入を抑制し、血管平滑筋を弛緩させることにより血圧降下（降圧）作用を示します。

　中でも、ニフェジピンは急激に血圧を低下させるため、反射的に交感神経が刺激されることによる頻脈の発現や降圧効果が十分に現れないことがあるので、徐放性製剤も用いられています。一方、アムロジピンは作用持続時間が最も長いため、反射性交感神経刺激作用がありません。

　グレープフルーツジュースに含まれるフラノクマリン類が小腸上皮細胞に存在するCYP3A4を不可逆的に阻害します。併用によりカルシウム拮抗薬の代謝が阻害されて血中濃度が上昇し、降圧作用が増強され、副作用発現のリスクが増大する可能性があります。

レニン-アンジオテンシン系抑制薬

　レニン-アンジオテンシン系抑制薬には、アンジオテンシン変換酵素 (ACE) 阻害薬、アンジオテンシンⅡ受容体拮抗薬 (ARB)、レニン阻害薬があります (➡p.68参照)。

●ACE阻害薬

　カプトプリル (カプトリル)、**エナラプリル** (レニベース)、**アラセプリル** (セタプリル)、**リシノプリル** (ロンゲス、ゼストリル)、**イミダプリル** (タナトリル)、**テモカプリル** (エースコール) 等があります。

　ACEを阻害してアンジオテンシンⅡの生成を抑制することで、血管拡張やアルドステロン分泌を抑制し、降圧作用を示します。副作用には、ACEと同一の酵素であるキニナーゼⅡを阻害してブラジキニンの分解を抑制するため、ブラジキニンの作用が増強することによる空咳があります。

●ARB

　ロサルタン (ニューロタン)、**カンデサルタンシレキセチル** (ブロプレス)、**バルサルタン** (ディオバン)、**テルミサルタン** (ミカルディス)、**オルメサルタン** (オルメテック)、**イルベサルタン** (イルベタン、アバプロ)、**アジルサルタン** (アジルバ) があります。

　アンジオテンシンⅡ受容体 (AT₁受容体) に特異的に結合してアンジオテンシンⅡの作用を抑制することで、血管拡張やアルドステロン分泌を抑制し、降圧作用を示します。また、心不全や腎障害等への予防効果も有しています。副作用には、高カリウム血症等がありますが、ACE阻害薬でみられる空咳はありません。

●レニン阻害薬

　アリスキレン (ラジレス) があり、レニンを直接阻害することでレニン-アンジオテンシン系を抑制し、降圧作用を示します。

　ACE阻害薬やARBでは、腎臓からのレニン分泌を抑制するネガティブフィードバックが減弱し、ACE阻害薬ではアンジオテンシンⅠの濃度を増加させ、ARBではアンジオテンシンⅠ、Ⅱの濃度を増加させてしまう等、十分にレニン-アンジオテンシン系を抑制できません。一方、アリスキレンはレニンを直接阻害するため、アンジオテンシノーゲンからアンジオテンシンⅠへの変換を遮断し、血清レニン活性やアンジオテンシンⅠ、Ⅱの濃度を低下させることで、持続的な降圧効果を示します。

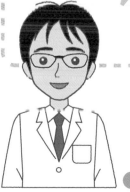

ACE阻害薬とARB、さらにレニン阻害薬は、いずれも妊婦さんには禁忌です。

ベテラン薬剤師

交感神経抑制薬

交感神経抑制薬には、$α_1$受容体遮断薬、$β$受容体遮断薬、$α_1β$受容体遮断薬、アドレナリン作動性神経遮断薬があります。

● $α_1$受容体遮断薬

ウラピジル（エブランチル）、**テラゾシン**（ハイトラシン、バソメット）、**ドキサゾシン**（カルデナリン）、**ブナゾシン**（デタントール）等があります。

交感神経末端の平滑筋側にある$α_1$受容体を選択的に遮断することで末梢血管を拡張し、降圧作用を示します。本態性高血圧症のほか、ウラピジルやテラゾシンは、前立腺肥大に伴う排尿障害にも適応があります。

● $β$受容体遮断薬

選択的$β_1$受容体遮断薬の**アテノロール**（テノーミン）、**ビソプロロール**（メインテート、ビソノテープ）、**ベタキソロール**（ケルロング）、**メトプロロール**（ロプレソール、セロケン）、**アセブトロール**（アセタノール）、**セリプロロール**（セレクトール）と、非選択的$β$受容体遮断薬の**ニプラジロール**（ハイパジール）、**プロプラノロール**（インデラル）、**ナドロール**（ナディック）、**カルテオロール**（ミケラン）、**ピンドロール**（カルビスケン）があります。

心臓の$β_1$受容体を遮断することで心拍出量を低下させ、腎臓の$β_1$受容体を遮断することでレニン分泌を抑制し、レニン-アンジオテンシン系を抑制することで降圧作用を示します。

副作用には、$β_1$受容体遮断作用による徐脈、房室ブロック、心不全等や、$β_2$受容体遮断作用による気管支喘息、末梢循環障害（レイノー現象）等があります。

● $α_1β$受容体遮断薬

アモスラロール（ローガン）、**アロチノロール**、**カルベジロール**（アーチスト）、**ラベタロール**（トランデート）、**ベバントロール**（カルバン）があります。

$α_1$受容体を遮断することで血管を弛緩させて末梢血管抵抗を減少させ、$β$受容体を遮断することで心機能を低下させてレニン分泌を抑制し、降圧作用を示します。

副作用には、$α_1$受容体遮断作用による起立性低血圧や、$β$受容体遮断作用による徐脈、心不全、気管支喘息があります。

● アドレナリン作動性神経遮断薬

レセルピン（ベハイドRA：ベンチルヒドロクロロチアジドとの配合剤※）があります。

シナプス小胞内へのカテコールアミンの再取り込みを阻害し、シナプス小胞のノルアドレナリンを枯渇させることにより興奮伝達が遮断され、降圧作用を示します。副作用にはうつ状態等があります。

※2021年3月31日をもって経過措置満了（販売終了）

利尿薬

利尿薬にはチアジド系利尿薬、チアジド類似利尿薬、ループ利尿薬、カリウム保持性利尿薬があります。いずれも腎尿細管でのNa$^+$と水の再吸収を抑制し、循環血液量を減少させることにより降圧作用を示します。

●チアジド系利尿薬、チアジド類似利尿薬

チアジド系利尿薬には**ヒドロクロロチアジド**、**トリクロルメチアジド**（フルイトラン）、**ベンチルヒドロクロロチアジド**（ベハイド）が、チアジド類似利尿薬には**インダパミド**（ナトリックス、テナキシル）、**トリパミド**（ノルモナール）、**メフルシド**（バイカロン）があります。

遠位尿細管のNa$^+$-Cl$^-$共輸送系を抑制することでNa$^+$の再吸収を抑制します。副作用には低カリウム血症、高尿酸血症、高血糖症等があります。

●ループ利尿薬

高血圧症に適応があるループ利尿薬には**フロセミド**（ラシックス）があり、ヘンレ係蹄上行脚のNa$^+$-K$^+$-Cl$^-$共輸送系を抑制することでNa$^+$とCl$^-$の再吸収を抑制します。副作用には低カリウム血症、高尿酸血症、高血糖症等があります。

●カリウム保持性利尿薬

スピロノラクトン（アルダクトンA）、**エプレレノン**（セララ）、**エサキセレノン**（ミネブロ）、**トリアムテレン**（トリテレン）があります。

スピロノラクトンとエプレレノンは、遠位尿細管と集合管のミネラルコルチコイド受容体（MR）＊上においてアルドステロンと拮抗することで、Na$^+$再吸収抑制作用とK$^+$排泄抑制作用を示します。トリアムテレンは、遠位尿細管と集合管においてNa$^+$チャネルの抑制作用を示します。非ステロイド型のMR拮抗薬であるエサキセレノンは、MRへのアルドステロンの結合を選択的に阻害してMRの活性化を抑制することにより、降圧作用を示します。重大な副作用には高カリウム血症があります。

＊ミネラルコルチコイド受容体（MR）　アルドステロンは、尿細管上皮細胞に存在する核内受容体のMRに結合することで、尿中のNa$^+$と水の再吸収促進と、尿中へのK$^+$の排泄促進により、血中電解質量や循環血液量を調節している。

chapter 5

血液に作用する薬

本章では血液に作用する薬として、
止血機構に関わる抗血小板薬と抗凝固薬を取り上げます。

止血機構

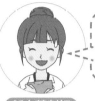

新人薬剤師

止血機構は第○因子とかがたくさん登場するので苦手です……。

止血機構は生命維持に欠かせないしくみです。止血機構の異常は血栓症や塞栓症の原因となり命に関わります。

薬局長

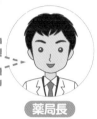

止血機構のしくみ

血が止まるまでの過程には、一次止血と二次止血の2段階があります。

●一次止血

血管が損傷して出血が起こると、血液中の血小板が損傷部位に粘着して活性化されます。血小板が活性化されると、アデノシン二リン酸（ADP）やセロトニン（5-HT）が放出され、膜リン脂質からはアラキドン酸が遊離されます。遊離されたアラキドン酸は、シクロオキシゲナーゼ（COX）やトロンボキサン合成酵素によりトロンボキサン（TX）A_2に変換されます。これらADP、5-HT、TXA_2によって周囲の血小板が次々に活性化することで血小板凝集が起きて凝集塊となり、血小板血栓が形成されます。これを一次止血といいます。

●二次止血

血小板血栓による一次止血は、仮止めみたいなもので、それだけでは不安定です。一次止血ののち、血液中にある12種類の凝固因子（第Ⅰ～ⅩⅢ因子、第Ⅵ因子は欠番）が連鎖反応を起こすことで活性化第Ⅱ因子であるトロンビン（第Ⅱa因子）が生成されます。トロンビンが可溶性のフィブリノーゲン（第Ⅰ因子）をフィブリンに変え、フィブリン網が形成されることで血小板血栓が強化・安定化されます。これを二次止血といいます。また、二次止血の一連の流れを凝固系ともいいます。

血液凝固阻止因子／線維素溶解系（線溶系）

通常、血管内で血栓を形成することがないように、活性化した凝固因子を不活化する機構が存在します。この機構が線維素溶解系（線溶系）で、凝固系で形成されたフィブリン網は分解されます。血液凝固阻止因子には、アンチトロンビンⅢ、プロテインC、トロンボモジュリンがあります。損傷した血管が修復されると血栓は不要になるため、プラスミノーゲンから生成されるプラスミンによって溶解されます。

抗血栓薬

　正常な血管内では血液凝固阻止因子により血栓の形成はコントロールされていますが、血流の異常や血液凝固能の異常等によって病的な血栓が形成されることがあります。血栓が形成されると、血管が閉塞されることにより循環障害が起き、血栓症を起こします。また、心臓や太い動脈、下肢の深部静脈で形成された血栓の塊が血流に乗って細い血管に詰まると塞栓症を起こします。

　血栓症と塞栓症は、脳梗塞や心筋梗塞等の命に関わる疾患を引き起こすため、これらの治療や予防に抗血栓薬が用いられます。抗血栓薬には、抗血小板薬、抗凝固薬、血栓溶解薬があります。本書では、抗血小板薬と抗凝固薬について特に取り上げます。

▼止血機構と抗血栓薬の作用機序

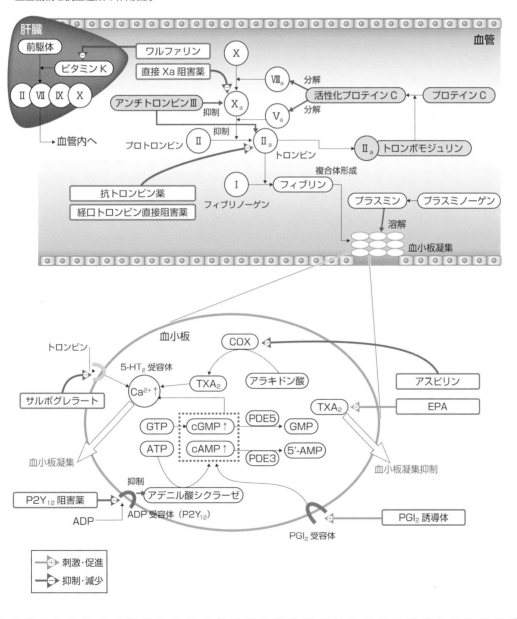

抗血小板薬

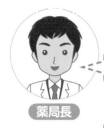

薬局長

抗血小板薬の特徴についてみていきましょう。

出血の副作用に注意が必要ですね！

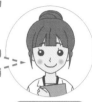

新人薬剤師

抗血小板薬

抗血小板薬は、血小板の活性化によって産生されるTXA_2の産生抑制、血小板膜上のADP受容体（$P2Y_{12}$）や$5-HT_2$受容体の遮断、血小板の活性化を抑制するcAMPの血小板内濃度を上昇させること等を介して血小板凝集を抑制し、血小板血栓の形成を阻害する薬です。

アスピリン（バイアスピリン等）

アスピリンは、血小板のシクロオキシゲナーゼ（COX）、主にCOX-1を不可逆的に阻害することによりTXA_2の生成を抑制し、血小板凝集を抑制します。血小板のCOXを不可逆的に阻害するため、抗血小板作用は血小板の寿命である7～10日間持続します。

高用量で用いると、血管内皮細胞での血小板凝集を抑制するプロスタサイクリン（PGI_2）の生成も抑制してしまい、逆に血小板凝集を促進してしまうため（アスピリンジレンマ）、低用量で用います。

副作用には、胃粘膜のCOXを阻害することにより粘膜保護作用を持つプロスタグランジン（PG）の産生が抑制されることによって起こる胃腸障害があります。消化性潰瘍や出血傾向、アスピリン喘息、出産予定日12週以内の妊婦等には禁忌です。

ADP受容体（P2Y$_{12}$）阻害薬

P2Y$_{12}$阻害薬には、**チクロピジン**（パナルジン）、**クロピドグレル**（プラビックス）、**プラスグレル**（エフィエント）、**チカグレロル**（ブリリンタ）があります。

Giタンパク質と共役するP2Y$_{12}$受容体を阻害することでアデニル酸シクラーゼ抑制を解除し、アデニル酸シクラーゼを活性化させて血小板内の cAMP濃度を上昇させることにより血小板凝集を抑制します。

チクロピジン、クロピドグレル、プラスグレルは活性代謝物となることで作用を示します。

副作用には血栓性血小板減少性紫斑病（TTP）、無顆粒球症、重篤な肝機能障害等があります。

その他の抗血小板薬

そのほかにも、以下に示す抗血小板薬があります。

▼その他の抗血小板薬

サルポグレラート（アンプラーグ）	サルポグレラートは、血小板や血管平滑筋の5-HT$_2$受容体を遮断することにより血小板凝集抑制や血管収縮抑制作用を示す。
シロスタゾール（プレタール）	シロスタゾールは、血小板のホスホジエステラーゼ3（PDE3）を選択的に阻害し、血小板内のcAMP濃度を上昇させることにより血小板凝集を抑制する。 そのほかにも、血管平滑筋細胞のPDE3を選択的に阻害して血管平滑筋を弛緩することによる血管拡張作用や血管平滑筋増殖抑制作用、血管内皮保護作用等がある。
イコサペント酸エチル（エパデール）	イコサペント酸エチル（EPA）は、血小板のアラキドン酸と競合することによるTXA$_2$生成の抑制や、EPAから生合成されるPGI$_3$（PGI$_2$と同程度の血小板抑制作用を示す）により、血小板凝集を抑制する。
ベラプロスト（ドルナー等）	ベラプロストはPGI$_2$誘導体であり、Gsタンパク質と共役するPGI$_2$受容体を刺激することでアデニル酸シクラーゼを活性化させ、血小板内のcAMP濃度を上昇させることにより血小板凝集を抑制する。

（　）内は主な製品名

抗凝固薬

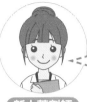

新人薬剤師

抗凝固薬といえばワルファリンカリウムが有名ですね。

ワルファリンカリウムは長きにわたり代表的な抗凝固薬です。最近では、直接Xa阻害薬やトロンビン直接阻害薬も使われ、これらはDOAC＊とも呼ばれます。

薬局長

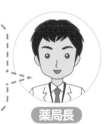

抗凝固薬

抗凝固薬は、フィブリンの形成を抑えて血液凝固を防ぎ、血栓の進展防止、血栓症の予防、再発防止に用いられる薬です。抗凝固薬には、肝臓での凝固因子の生成を阻害するワルファリンカリウムと、個々の凝固因子の作用を直接阻害する直接経口抗凝固薬（DOAC）があります。そして、DOACには、直接Xa阻害薬とトロンビン直接阻害薬があります。それぞれの作用機序は次のとおりです。

●ワルファリンカリウム（ワーファリン）

ワルファリンカリウムはビタミンKの作用に拮抗することで、肝臓でのビタミンK依存性血液凝固因子であるプロトロンビン（第II因子）や第VII因子、第IX因子、第X因子の生合成を抑制し、抗凝固作用を示します。代表的な経口抗凝固薬ですが効果には個人差が大きく、出血を決める際にはプロトロンビン時間の国際標準比（PT-INR）の値をみながら調整します。

副作用には血液凝固能を抑制していることによる出血傾向があり、他の薬剤との相互作用も多いため注意が必要です。また、相互作用に注意が必要な食品もあります。ワルファリンカリウムの服用時にビタミンKを多く含む食品（納豆、青汁、クロレラ、ほうれん草、ブロッコリー等）を摂取すると、ワルファリンカリウムの効果が減弱して血栓症のリスクが増大するため注意が必要です。特に納豆、青汁、クロレラは禁止です。

また、血液-胎盤関門を通過するため、妊婦や妊娠している可能性のある患者には禁忌です。

●直接Xa阻害薬

エドキサバン（リクシアナ）、**リバーロキサバン**（イグザレルト）、**アピキサバン**（エリキュース）があり、活性化第X因子（第Xa因子）を阻害することによりプロトロンビンからトロンビンへの変換を抑制し、トロンビンの生成を抑制することで抗凝固作用を示します。

●トロンビン直接阻害薬

ダビガトラン（プラザキサ）があり、トロンビンの活性部位に競合的かつ可逆的に結合し、フィブリノーゲンをフィブリンに変換するトロンビンの触媒反応を阻害することによって抗凝固作用を示します。

＊ **DOAC** direct oral anticoagulantsの略。

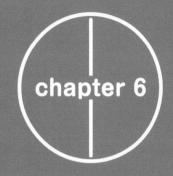

chapter 6

呼吸器系に作用する薬

呼吸器系の代表的な疾患に気管支喘息があります。
本章では気管支喘息治療薬と、かぜ症候群等で用いる
鎮咳・去痰薬についてみていきます。

気管支喘息治療薬

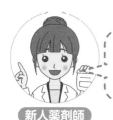

新人薬剤師

気管支喘息治療薬は、治療の目的によって発作治療薬と長期管理薬に分けられます。

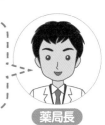

薬局長

喘息発作を予防して気道のリモデリングを防ぐためにも、それぞれの薬剤の薬理学的特徴を理解して服薬指導につなげることが重要です。

気管支喘息の病態

　気管支喘息は、気道の慢性炎症、可逆的な気道閉塞、気道過敏性を特徴とする疾患です。アレルゲンやケミカルメディエーター等の刺激により発作的に起こる気道狭窄によって喘鳴（ぜんめい）、呼気延長、呼吸困難を繰り返します。自然経過ないし治療によって軽快・消失しますが、ごくまれに致死的となることもあります。

　気道の炎症が持続すると、気道障害とそれに続く気道構造の変化（リモデリング）を引き起こし、非可逆的な気流制限をもたらして気道過敏性を亢進させます。

▼リモデリング

正常な気管支断面

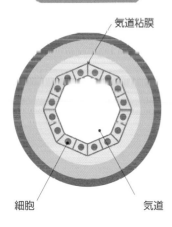

気道粘膜

細胞　　　気道

喘息の気管支断面「リモデリング」

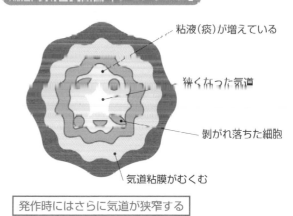

粘液（痰）が増えている

狭くなった気道

剥がれ落ちた細胞

気道粘膜がむくむ

発作時にはさらに気道が狭窄する

発作治療薬（リリーバー）と長期管理薬（コントローラー）

気管支喘息の治療は、気道炎症の改善と気管支拡張を目的に行われます。喘息発作を治療する発作治療薬（リリーバー）と長期管理薬（コントローラー）の使い分けが重要です。

● **発作治療薬（リリーバー）**

発作治療薬は、喘息発作が起きたときに症状を軽減させるために用いるものです。薬局で取り扱う主な発作治療薬には、短時間作用性β_2受容体刺激薬があります。

● **長期管理薬（コントローラー）**

長期管理薬は、喘息発作の予防や慢性炎症の改善のために日常的に長期間継続使用するものです。薬局で取り扱う主な長期管理薬には、長時間作用性β_2受容体刺激薬、テオフィリン薬（キサンチン誘導体）、吸入ステロイド薬、抗アレルギー薬があります。

▼気管支喘息治療薬の作用部位

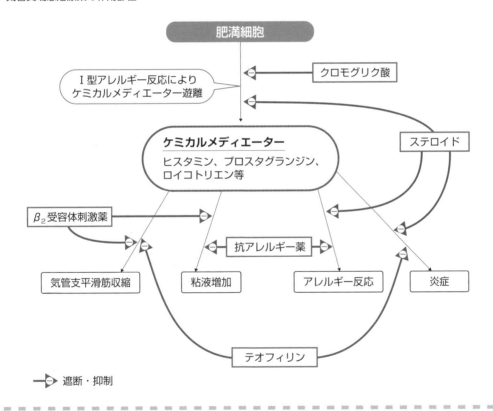

β₂受容体刺激薬

β₂受容体刺激薬により気管支平滑筋のβ₂受容体が刺激されると、アデニル酸シクラーゼが活性化して細胞内のcAMPが増加し、気管支平滑筋が弛緩することで気管支が拡張します。作用時間の違いにより、短時間作用性β₂受容体刺激薬（SABA）と長時間作用性β₂受容体刺激薬（LABA）があります。

副作用には、骨格筋のβ₂受容体が刺激されることによって起きる手指の振戦や血清カリウム値の低下、心臓のβ1受容体が刺激されることによって起きる心悸亢進等があります。

▼喘息に用いる主なβ₂受容体刺激薬

短時間作用性β₂受容体刺激薬（SABA＊）	吸入薬 **サルブタモール**（サルタノールインヘラー）、 **プロカテロール**（メプチンエアー）
長時間作用性β₂受容体刺激薬（LABA＊）	吸入薬 **サルメテロール**（単剤：セレベント／配合剤：アドエア）、 **インダカテロール**（単剤:オンブレス）、**ビランテロール**（配合剤:レルベア）、 **ホルモテロール**（配合剤：シムビコート）
	内服 **プロカテロール**（メプチン）、**ツロブテロール**（ホクナリン、ベラチン）、 **クレンブテロール**（スピロペント）
	貼付薬 **ツロブテロール**（ホクナリンテープ）

（　）内は主な製品名

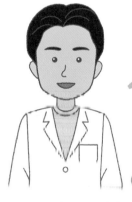

心臓のβ1受容体が刺激されると心臓の興奮を引き起こすため、気管支喘息の治療にはβ₂受容体への選択性が高いものが用いられます。

病院薬剤師

2020年8月に、気管支喘息に用いる吸入薬の3成分配合喘息治療剤エナジアが登場しました。エナジアには、LABAのインダカテロール、LAMA＊のグリコピロニウム、ステロイドのモメタゾンフランカルボン酸エステルが配合されています。

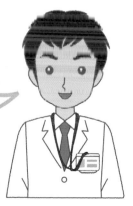

薬局長

＊ SABA　short-acting β-agonistsの略。
＊ LABA　long-acting β-agonistsの略。
＊ LAMA　long-acting muscarinic antagonistの略。

テオフィリン薬（キサンチン誘導体）

テオフィリン薬には、**テオフィリン**（テオドール、ユニフィルLA）や**アミノフィリン**（ネオフィリン）等があります。ホスホジエステラーゼを阻害して細胞内cAMPを増加させ、気管支平滑筋を弛緩させることにより気管支を拡張します。また、気道炎症に対する抗炎症作用も有しています。

テオフィリン薬は、治療に有効な血中濃度と中毒を起こす血中濃度が近いので、投与量と投与間隔、副作用（痙攣、動悸、悪心・嘔吐等）に注意が必要です。テオフィリン薬はCYP1A2で代謝されるため、薬物相互作用にも注意が必要です。CYP1A2を阻害する薬剤（エリスロマイシン、クラリスロマイシン、ニューキノロン系抗菌薬、シメチジン等）と併用することでテオフィリンのクリアランスが低下し、血中濃度が上昇して副作用が起きやすくなります。

吸入ステロイド薬

吸入ステロイドは気管支喘息における抗炎症治療の中心で、**ベクロメタゾンプロピオン酸エステル**（キュバール）、**フルチカゾンプロピオン酸エステル**（フルタイド）、**ブデソニド**（パルミコート）、**シクレソニド**（オルベスコ）等があります。

抗炎症作用として、T細胞、マスト細胞、血管内皮細胞、気道上皮細胞等からのサイトカイン産生抑制作用により気道の炎症を抑えます。また、血管透過性亢進抑制作用、粘液分泌抑制作用も有しています。気管支拡張作用はないため発作時には無効で、発作を予防する目的で使用されます。

経口ステロイド薬に比べて全身性の副作用ははるかに少ないですが、局所での副作用として口腔・咽頭カンジダ症、嗄声等があるため、吸入後にうがいをするように指導します。

喫煙者では、喫煙によってCYP1A2が誘導されるためテオフィリンのクリアランスが上昇し、効果が減弱します。一方、禁煙するとCYP1A2の誘導が解除されてテオフィリンのクリアランスが低下するため、テオフィリンの血中濃度が上昇して副作用が現れやすくなるので注意が必要です。

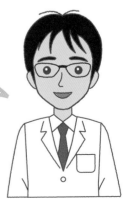

ベテラン薬剤師

抗アレルギー薬

　抗アレルギー薬は、気管支喘息の根本原因である気道の慢性炎症に関わるアレルギー反応を抑制します。発作時に対する効果はあまり期待できないため、主に発作予防の目的で使用されます。

　気管支喘息の治療で用いられる抗アレルギー薬には、H_1受容体遮断作用のないケミカルメディエーター遊離抑制薬、ロイコトリエン受容体拮抗薬、トロンボキサン関連薬、Th2サイトカイン阻害薬と、H_1受容体遮断作用のある非鎮静性抗ヒスタミン薬、抗アレルギー性抗ヒスタミン薬があります。

●ケミカルメディエーター遊離抑制薬

　クロモグリク酸（インタール）、**トラニラスト**（リザベン）等があり、Ⅰ型アレルギーの際に、気管支粘膜に存在する肥満細胞、好塩基球からケミカルメディエーター（ヒスタミン、ロイコトリエン等）が遊離されるのを阻害し、喘息発作を予防します。

●ロイコトリエン（LT）受容体拮抗薬

　プランルカスト（オノン）、**モンテルカスト**（シングレア、キプレス）等があり、LT受容体拮抗作用により喘息発作を予防します。

●トロンボキサン（TX）関連薬

　オザグレル（ドメナン）は、TXA_2合成酵素を阻害することで気道過敏性の発現や気管支収縮に関与するTXA_2の産生を抑制して症状を改善します。

　セラトロダスト（ブロニカ）は、TXA_2受容体拮抗作用によりTXA_2の作用を抑制し、喘息発作を抑制します。

●Th2サイトカイン阻害薬

　スプラタスト（アイピーディ）は、Th2細胞（Ⅱ型ヘルパーT細胞）からのインターロイキン（IL-4、IL-5）の産生を抑制し、IgE抗体産生や好酸球浸潤を抑制することでⅠ型アレルギー反応を抑え、気管支喘息の症状を改善します。

●非鎮静性（第二世代）抗ヒスタミン薬

　エピナスチン（アレジオン）、**メキタジン**（ゼスラン、ニポラジン）等は、ケミカルメディエーター遊離抑制作用やH_1受容体遮断作用のほか、LTに対する拮抗作用も示すことにより気管支喘息の症状を改善します。

●抗アレルギー性抗ヒスタミン薬

　ケトチフェン（ザジテン）、**アゼラスチン**（アゼプチン）は、H_1受容体遮断作用とケミカルメディエーター遊離抑制作用により気管支喘息の症状を改善します。

鎮咳・去痰薬

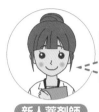

新人薬剤師

鎮咳・去痰薬は、かぜで咳や痰の症状がある患者さんでよく処方されます。

咳が起こるしくみと鎮咳・去痰薬の特徴を確認しましょう。

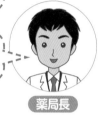

薬局長

咳と鎮咳薬

咳は気道内の分泌物や異物を体外へ排出する生体防御反応であり、鎮咳薬はこの咳を抑える薬です。

咳には湿性の咳と乾性の咳があり、鎮咳薬は湿性の咳にはあまり用いられず、主に乾性の咳に用いられます。これは、湿性の咳は異物を含む痰の喀出に不可欠であることや、湿性の咳を止めて痰の喀出を妨げると窒息の原因になる等の理由からです。

鎮咳薬には中枢性鎮咳薬と末梢性鎮咳薬があります。臨床では主に中枢性鎮咳薬が用いられるため、ここでは中枢性鎮咳薬について解説します。

中枢性鎮咳薬

中枢性鎮咳薬には、麻薬性と非麻薬性があります。

●麻薬性鎮咳薬

コデイン（コデインリン酸塩）や**ジヒドロコデイン**（ジヒドロコデインリン酸塩）があり、延髄にある咳中枢を抑制することで鎮咳作用を示します。鎮咳作用の強さは、モルヒネ＞ジヒドロコデイン＞コデインです。

副作用には呼吸抑制、便秘、悪心・嘔吐があり、連用による依存性にも注意が必要です。

また、気道分泌を妨げるため気管支喘息発作中の患者には禁忌です。

●非麻薬性鎮咳薬

デキストロメトルファン（メジコン）、**チペピジン**（アスベリン）、**ジメモルファン**（アストミン）等があり、延髄の咳中枢を抑制することで鎮咳作用を示します。チペピジンは気管支腺分泌を亢進させることにより去痰作用も示します。

副作用には便秘や悪心等がありますが、ジメモルファンは消化管輸送抑制による便秘作用を示しません。いずれも依存性形成作用はなく、麻薬ではありません。

去痰薬

痰は気道に侵入した異物を体外に排出するための生体防御反応の1つであり、この痰を喀出しやすくする薬が去痰薬です。去痰薬はその作用機序により、気道粘液溶解薬、気道潤滑薬、気道粘液修復薬等に分類されます。

●気道粘液溶解薬

ブロムヘキシン（ビソルボン）は、気道粘液の分泌を促進し、そこから遊離したリソソーム酵素が痰の構成成分であるムコ多糖繊維を切断することで痰を溶解し、痰の粘性を低下させます。また、肺表面活性物質（肺サーファクタント）の分泌を促進する作用もあります。

●気道潤滑薬

アンブロキソール（ムコソルバン、ムコサール-L）はブロムヘキシンの活性代謝物であり、肺表面活性物質（肺サーファクタント）の分泌を促進し、その界面活性作用により気道を潤滑にして痰の滑りをよくすることで去痰効果を示します。

●気道粘液修復薬

カルボシステイン（ムコダイン）は、痰中のシアル酸とフコースの構成比を正常化して粘性を低下させることで去痰効果を示します。また、気管支粘膜上皮の線毛細胞の修復促進作用もあります。

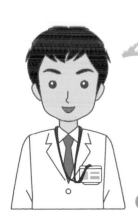

コデイン、ジヒドロコデインは麻薬ですが、これらの製剤中の含量が「1000分中10分以下（濃度1％以下）」のものは、「家庭用麻薬」となり、法律上は麻薬ではありません。

薬局長

chapter 7

消化器系に作用する薬

消化器系の症状には、上部消化管での胃・十二指腸潰瘍や
下部消化管での便秘・下痢等があります。
本章では、胃・十二指腸潰瘍治療薬と便秘・下痢に用いる薬を中心に、
消化器系に作用する薬をみていきます。

胃・十二指腸潰瘍治療薬

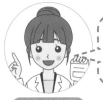

新人薬剤師

> 胃・十二指腸潰瘍の第一選択薬はPPI（プロトンポンプ阻害薬）ですね。

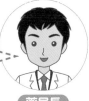

薬局長

> そのほかにも胃粘膜保護薬等が用いられます。それぞれの特徴を確認していきましょう。

胃・十二指腸潰瘍の病態

　胃・十二指腸潰瘍は、胃・十二指腸の粘膜に生じ、粘膜筋板を越えて組織を損傷した状態です。心窩部痛、腹部膨満感、悪心・嘔吐等の症状を呈します。ときに合併症として吐血・下血、消化管穿孔等を生じることもあります。

　胃・十二指腸潰瘍の病因には、攻撃因子と防御因子のアンバランスがあります。胃や十二指腸には胃酸やペプシン等の消化液（攻撃因子）から粘膜を保護するための防御機構（防御因子）が備わっ

ています。正常な状態ではこのバランスが保たれていますが、バランスが崩れ、"攻撃因子＞防御因子"という状態になることで発症します。

　攻撃因子には、胃酸、ペプシン、ヘリコバクター・ピロリ、NSAIDs、喫煙、コーヒー、アルコール、ストレス等があり、防御因子には、粘液、粘膜上皮細胞、プロスタグランジン（PG）等があります。

▼胃・十二指腸潰瘍の発症のしくみ

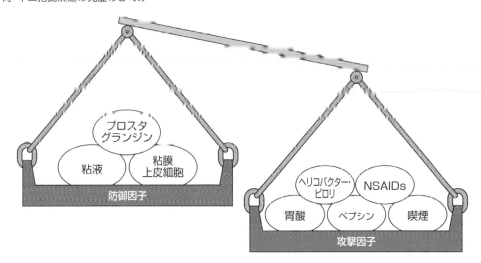

胃・十二指腸潰瘍治療薬

胃・十二指腸潰瘍の治療には、攻撃因子を抑制する薬、防御因子を増強する薬、ヘリコバクター・ピロリを除菌する薬が用いられます。攻撃因子抑制薬には、ヒスタミンH_2受容体拮抗薬、プロトンポンプ阻害薬（PPI）、制酸薬等が、防御因子増強薬には、胃粘膜修復・保護薬、PG製剤、ドパミンD_2受容体拮抗薬があります。

▼胃・十二指腸潰瘍治療薬の作用部位

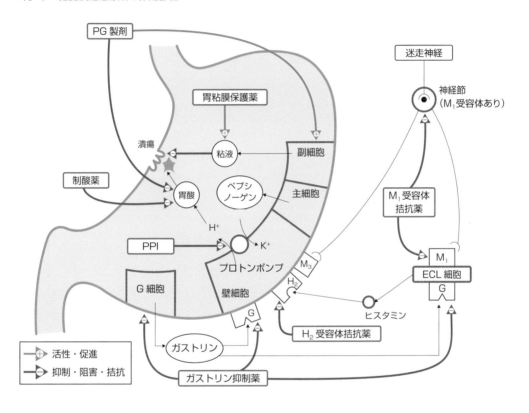

ヒスタミンH_2受容体拮抗薬

ヒスタミンは、胃の壁細胞に存在するヒスタミンH_2受容体に結合することで、アデニル酸シクラーゼの活性化とそれに伴うcAMP濃度の上昇を介して、細胞膜のプロトンポンプ（H^+, K^+-ATPase）を活性化して胃酸の分泌を促進します。ヒスタミンH_2受容体拮抗薬は、このH_2受容体においてヒスタミンと競合的に拮抗することで、胃酸分泌を抑制します。

H_2受容体拮抗薬には、**シメチジン**（タガメット）、**ファモチジン**（ガスター）、**ラニチジン**（ザンタック）、**ニザチジン**（アシノン）、**ラフチジン**（プロテカジン）、**ロキサチジン酢酸エステル**（アルタット）があります。シメチジンは、シトクロムP450（特にCYP2D6、CYP3A4）を阻害するため、併用した薬剤（テオフィリン、ワルファリン等）の代謝が抑制されて血中濃度が上昇することによる副作用の発現に注意が必要です。

プロトンポンプ阻害薬 (PPI：Proton Pump Inhibitor)

プロトンポンプ阻害薬 (PPI) は、胃酸分泌の最終段階で働く酵素のプロトンポンプ (H$^+$,K$^+$-ATPase) を非可逆的に阻害することにより、持続的に胃酸分泌を抑制します。

胃酸分泌抑制作用はH$_2$受容体拮抗薬よりも強力です。

オメプラゾール (オメプラール、オメプラゾン)、**ランソプラゾール** (タケプロン)、**ラベプラゾールナトリウム** (パリエット)、**エソメプラゾール** (ネキシウム) は、酸性領域において活性体であるスルフェンアミド体となり、プロトンポンプのSH基と結合 (S-S結合) することで酵素活性を非可逆的に阻害し、胃酸分泌を抑制します。

ボノプラザン (タケキャブ) は、上記のPPIとは異なり、酸による活性化を必要とせず、カリウムイオンに競合する形でプロトンポンプを阻害し、胃酸分泌を速やかかつ強力に抑制します。

PPIは、胃・十二指腸潰瘍の治療に用いられるほか、逆流性食道炎の治療や、アモキシシリン、クラリスロマイシンとの併用によりヘリコバクター・ピロリの除菌補助に用いられます (➡ p.100 参照)。

制酸薬

制酸薬は、胃酸をアルカリ性の塩で中和し、胃酸によるペプシノーゲンの活性化を防ぐことによりペプシンの消化力を弱めます。以下に、主な制酸薬とその特徴について示します。

▼主な制酸薬

炭酸水素ナトリウム (重曹)	酸中和力が強く速効性であるが作用持続時間が短い。中和によって発生するCO_2が胃粘膜を刺激することにより、胃酸分泌が促進されることがある。主な副作用に代謝性アルカローシスがある。
酸化マグネシウム、水酸化マグネシウム (ミルマグ)	酸中和力は強いが、腸内の浸透圧を高めて組織の水分を腸内に引き込むことによる緩下作用がある。
乾燥水酸化アルミニウムゲル (アルミゲル)、**合成ケイ酸アルミニウム**	アルミニウム塩の酸中和力は強くはないが、アルミニウム塩には粘膜保護作用がある。長期投与により脳症・骨症、貧血等が現れる可能性があるため、透析中の方には禁忌。また、薬物相互作用として、ニューキノロン系抗菌薬等と併用するとキレート形成や吸着により併用薬の吸収を阻害するため、服用時間をずらす必要がある。

( ) 内は主な製品名

その他の攻撃因子抑制薬

H₂受容体拮抗薬、PPI、制酸薬のほかにも、攻撃因子抑制薬として選択的ムスカリンM₁受容体拮抗薬、抗コリン薬、ガストリン抑制薬があります。

▼その他の攻撃因子抑制薬

選択的ムスカリンM₁受容体拮抗薬	**ピレンゼピン**（ガストロゼピン）、**チキジウム**（チアトン）	副交感神経節やヒスタミンを産生するエンテロクロマフィン様細胞（ECL細胞）に存在するM₁受容体を選択的に遮断することにより、胃酸分泌を抑制する。
抗コリン薬	**ブチルスコポラミン**（ブスコパン）、**チメピジウム**（セスデン）、**ロートエキス**等	抗コリン作用により胃酸分泌を抑制する。ブチルスコポラミンは腹痛に用いられる。副作用として口渇、排尿障害等があり、閉塞隅角緑内障や前立腺肥大による排尿障害には禁忌。
ガストリン抑制薬	**オキセサゼイン**（ストロカイン）	胃粘膜局所麻酔作用により胃幽門部にあるガストリン細胞からのガストリンの遊離を抑制する。胃・十二指腸潰瘍や胃炎等による疼痛に用いられる。

（　）内は主な製品名

胃粘膜修復・保護薬

薬局でよく使用される胃粘膜修復・保護薬として、**スクラルファート**、**テプレノン**、**レバミピド**があります。

▼主な胃粘膜修復・保護薬

スクラルファート（アルサルミン）	スクラルファートは、酸性条件下で重合してゲル状になり、潰瘍部位に結合することで保護層を形成して潰瘍の治癒を促進する。また、ペプシンと結合することでペプシンの活性を抑制し、胃粘膜を保護する。この抗ペプシン作用は胃内にタンパク質が存在すると効果が減弱するため、空腹時に用いる。アルミニウムを含有しているため、透析中の方には禁忌。また、薬物相互作用として、テトラサイクリン系抗菌薬等と併用するとキレート形成や吸着により併用薬の吸収を阻害するため、服用時間をずらす必要がある。
テプレノン（セルベックス）	テプレノンは、胃粘膜の血流と粘液分泌を増加させることにより、粘膜修復・保護作用を示す。また、胃粘膜のプロスタグランジン（PG）生合成を促進し、胃の粘膜保護作用を示すPGE₂、PGI₂を増加させる作用もある。
レバミピド（ムコスタ）	レバミピドは、胃粘液増加作用や胃粘膜保護作用、胃粘膜の損傷部位を修復する作用、プロスタグランジン生合成促進作用がある。また、活性酸素の消去や生成抑制をすることで、胃粘膜障害を抑制する作用もある。

（　）内は主な製品名

プロスタグランジン（PG）製剤

プロスタグランジン類、特にPGE$_1$とPGI$_2$は、胃液分泌抑制作用と粘膜保護作用により胃粘膜を保護しています。PGE$_1$誘導体製剤として**ミソプロストール**（サイトテック）があり、PG受容体を刺激することにより、胃酸分泌抑制作用と胃粘膜保護作用を示します。

NSAIDs誘発性の潰瘍に有効なため、適応は「非ステロイド性消炎鎮痛剤の長期投与時にみられる胃潰瘍および十二指腸潰瘍」となっています。

ドパミンD$_2$受容体拮抗薬

ドパミンD$_2$受容体拮抗薬の**スルピリド**（ドグマチール）は、胃の副交感神経節後線維のシナプス前膜にあるドパミンD$_2$受容体を遮断し、アセチルコリンの遊離を促進することによって胃運動を亢進させます。胃運動が亢進することにより、

胃の内容物の停滞を改善することで潰瘍面と胃酸やペプシンとの接触時間を短縮し、潰瘍の治癒を促進します。また、視床下部に作用することで、胃粘膜血流を増加させる働きもあります。

ヘリコバクター・ピロリの除菌

ヘリコバクター・ピロリはらせん状のグラム陰性菌で、攻撃因子・防御因子のバランスを崩す要因の1つです。ヘリコバクター・ピロリは、ウレアーゼ活性が非常に強く、血液中から胃粘膜に漏出してくる尿素をアンモニアに変えて胃酸（塩酸）を中和するため、胃の中でも生息が可能です。胃潰瘍の60〜80％、十二指腸潰瘍の90〜95％がヘリコバクター・ピロリ陽性であり、ヘリコバクター・ピロリの除菌により胃・十二指腸潰瘍の再発を大幅に減少させることができます。

ヘリコバクター・ピロリの除菌には、プロトンポンプ阻害薬（PPI）と抗菌薬の併用療法が行われます。これは、胃内の低いpH環境下では抗菌薬の安定性と有効性が損なわれるため、PPIによって胃酸の分泌を抑制することにより抗菌薬の作用を有効にするためです。

薬剤の組み合わせは「アモキシシリン＋クラリスロマイシン＋PPI」であり、この組み合わせで除菌できなかった場合の二次除菌では「アモキシシリン＋メトロニダゾール＋PPI」が用いられます。臨床では3種類の薬剤の1日分が1シートになった除菌用の薬剤（ラベキュア、ボノサップ、ラベファイン、ボノピオン）が用いられます。

便秘・下痢に用いる薬

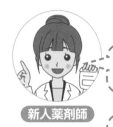

新人薬剤師

私、便秘気味で……。

薬局長

そうなんですね……。では、便秘に用いる下剤と、下痢に用いる止瀉薬をまとめてみていきましょう。

便秘の病態と治療

便秘は、本来体外に排出すべき糞便を十分な量だけ、かつ快適に排出することができない状態をいいます。発症機序により機能性便秘と器質性便秘に、そして機能性便秘はさらに細かく食事性便秘、習慣性便秘、弛緩性便秘、痙攣性便秘に分けられます。

器質性便秘に対しては、原因疾患の治療を中心に行います。機能性便秘に対しては、規則的な排便習慣の確立を目指し、食事や運動習慣の改善と併せて各種下剤（瀉下薬）が用いられます。主な下剤には、刺激性下剤（小腸刺激性下剤、大腸刺激性下剤）や浸透圧性下剤（塩類下剤、糖類下剤）、膨張性下剤、上皮機能変容薬、胆汁酸トランスポーター阻害薬等があります。

▼便秘の分類

機能性便秘	食事性便秘	食物繊維が少ない食事、小食による便秘
	習慣性便秘	排便刺激の我慢（無視）、下剤・浣腸の乱用
	弛緩性便秘	大腸運動の鈍化、腹筋力の衰え
	痙攣性便秘	副交感神経の過緊張等で、大腸が痙攣状態となり、便の移送が妨げられる状態（過敏性腸症候群等）
器質性便秘		原因が器質的疾患にあるもの（腫瘍狭窄による腸管通過障害等）

大腸刺激性下剤

　大腸刺激性下剤には、**センノシド**、**ピコスル ファートナトリウム**等があります。

▼主な大腸刺激性下剤

センノシド （プルゼニド）	腸内細菌によりレインアンスロンを生成し、これが大腸を刺激することで大腸の蠕動運動を促進させて瀉下作用を示す。
ピコスルファートナトリウム （ラキソベロン）	ピコスルファートナトリウムは、大腸細菌叢由来の酵素であるアリールスルファターゼにより加水分解されて活性型のジフェノール体となり、大腸刺激による蠕動運動の促進と、大腸の水分吸収の阻害をすることで瀉下作用を示す。

（　）内は主な製品名

塩類下剤

　塩類下剤には、**酸化マグネシウム**、**マクロゴー ル4000**等があります。

▼主な塩類下剤

酸化マグネシウム	酸化マグネシウムは、腸内で重炭酸塩となり、腸内の浸透圧を高めて腸管内に水分を引き寄せ、腸内容物を膨張・軟化させることにより排便を促進し、緩下作用を示す。
マクロゴール4000 （モビコール）	マクロゴール4000は、その浸透圧により腸管内の水分量が増加し、便中の水分量が増加することで便が軟化、便容積が増大して大腸の蠕動運動が促進され、排便が促進される。

（　）内は主な製品名

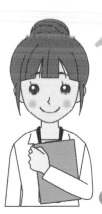

便秘に対しくは、腸壁を刺激して蠕動運動を促す（大腸刺激性下剤）、水分で便のかさを増やして便意を誘発させる（塩類下剤）、腸管内の水分分泌を促し便通を改善させる（上皮機能変容薬／胆汁酸トランスポーター阻害薬）等の便秘薬が用いられます。

新人薬剤師

上皮機能変容薬／胆汁酸トランスポーター阻害薬

その他の便秘薬として、上皮機能変容薬の**ルビ
プロストン**や胆汁酸トランスポーター阻害薬の**エ
ロビキシバット**があります。

▼主な上皮機能変容薬／胆汁酸トランスポーター阻害薬

ルビプロストン （アミティーザ）	ルビプロストンは、小腸上皮頂端膜（腸管内腔側）に存在するCIC-2クロライドチャネルを活性化し、腸管内への水分分泌を促進することで便を軟らかくして腸管内の輸送を円滑にし、排便を促進する。
エロビキシバット （グーフィス）	エロビキシバットは、回腸末端部の上皮細胞に発現している胆汁酸トランスポーターを阻害し、胆汁酸の再吸収を抑制することで大腸管腔内に流入する胆汁酸の量を増加させ、増加した胆汁酸による大腸管腔内への水分分泌に加え、消化管運動を促進させることで排便を促進する。

（　）内は主な製品名

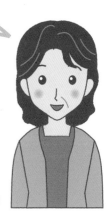

年をとるとともに便秘がひどく…。
お薬につい頼ってしまうけれど、生
活習慣の改善も意識しています。

女性患者

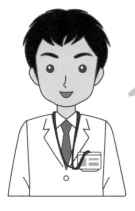

機能性便秘は生活習慣の改善が重要です。運動
不足、ストレス、食物繊維が少ない食事、便意の
我慢等が便秘の原因になります。生活習慣につ
いても服薬指導時にアドバイスできるとよいで
すね。

薬局長

下痢の病態と止瀉薬

下痢は、腸管内の水分増加や腸蠕動運動の異常亢進、小腸・大腸の粘膜からの吸収障害等により、無形軟便や泥状便、水様便となる状態です。浸透圧性下痢、炎症性下痢、分泌性下痢、腸管運動異常に大別できます。

治療の基本は原因の除去または原因疾患の治療ですが、対症療法的に障害療法や輸液、止瀉薬を用います。下痢は異物を排出するための防御反応という側面があるため、むやみな止瀉薬の使用は控えるべきです。

止瀉薬には、腸運動抑制薬、収斂薬、吸着薬、腸内殺菌薬があります。

▼下痢の病態

浸透圧性下痢	●腸管内に高浸透圧性物質が存在し、水分を引き込むことで発症する。 ●薬剤性や乳糖不耐症等の吸収不良症候群等が原因となる。
炎症性下痢	●腸の炎症により、腸管壁の透過性が亢進し、水分が腸管内に移行することで発症する。 ●原因には細菌性大腸炎、ウイルス性大腸炎、偽膜性大腸炎、虚血性大腸炎、炎症性腸疾患等がある。
分泌性下痢	●腸管粘膜からの分泌の異常亢進により、水様性の下痢をきたす。 ●コレラ菌、赤痢菌、ブドウ球菌、クロストリジウム、腸管出血性大腸菌 (O-157) 等の感染のほか、Zollinger-Elision症候群、WDHA症候群、カルチノイド症候群等の内分泌疾患も原因となる。
腸管運動異常	●腸管運動異常によって起こる。腸管運動の亢進によって起こる場合と低下によって起こる場合がある。 ●亢進：内容物が急速に腸管内を通過することで吸収障害をきたす。過敏性腸症候群や甲状腺機能亢進症が原因となる。 ●低下：内容物の通過遅延により、細菌の異常増殖が起こり、胆汁酸の脱抱合が起こり、脂肪や水分の吸収障害をきたす。糖尿病や強皮症が原因となる。

●腸運動抑制薬

腸運動抑制薬には**ロペラミド**（ロペミン）があります。腸のコリン作動性神経シナプス前膜のオピオイドμ受容体を刺激し、アセチルコリンの遊離を抑制して腸運動を抑制することと、消化管からの水分吸収を促進することで止瀉作用を示します。

腸管出血性大腸菌 (O-157) 等の細菌性下痢の場合には、病原体や毒素の排除が遅延して症状が悪化したり治療期間が延長することもあるため禁忌です。

●収斂薬

収斂薬には**タンニン酸アルブミン**があり、腸内でタンニン酸を遊離し、タンニン酸が腸粘膜の収斂作用＊と止瀉作用を示します。

●吸着薬

吸着薬には**天然ケイ酸アルミニウム**（アドソルビン）があり、多孔性物質である本剤が消化管内のガスや細菌等の有害物質を吸着して体外へ排出することにより粘膜への刺激をやわらげ、止瀉作用を示します。

●腸内殺菌薬

腸内殺菌薬のベルベリン（キョウベリン）はオウレン等の生薬に含まれるアルカロイドです。腸内での殺菌作用や防腐作用、蠕動運動抑制作用により、感染性下痢や食中毒による下痢に効果を示します。

＊**収斂作用**　タンパク質を変性させることにより、組織や血管を縮める作用。

消化器症状に用いる その他の薬剤

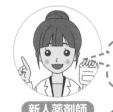

新人薬剤師

ドンペリドンの処方箋はよく見かけます。

ドンペリドンはドパミンD_2受容体遮断薬で、小児から大人まで幅広く使用される制吐薬です。ここでは、これ以外にも、いろいろな消化器症状に用いる薬剤を確認していきましょう。

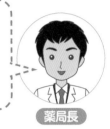

薬局長

胃腸機能改善薬

胃腸機能改善薬は、胃運動が低下して胃内容物が停滞することによって起こる上腹部不定愁訴を改善するために用いられます。ドパミンD_2受容体遮断薬やセロトニン5-HT$_4$受容体刺激薬があります。

●ドパミンD_2受容体遮断薬

D_2受容体遮断薬には**メトクロプラミド**（プリンペラン）、**ドンペリドン**（ナウゼリン）、**イトプリド**（ガナトン）、**スルピリド**（ドグマチール）があります。副交感神経節後線維のシナプス前膜において、アセチルコリンの遊離抑制に関わるD_2受容体を遮断することで、アセチルコリンの遊離を促進して上部消化管運動を促進します。主な副作用に、内分泌機能異常（プロラクチン値上昇）や錐体外路症状等があります。

●セロトニン5-HT$_4$受容体刺激薬

5-HT$_4$受容体刺激薬には**モサプリド**（ガスモチン）があり、消化管の副交感神経節後線維の神経終末に存在する5-HT$_4$受容体を刺激することで、アセチルコリンの遊離を促進し、胃腸運動を促進します。

機能性ディスペプシア治療薬

機能性ディスペプシアは、胃のもたれ感や飽満感、みぞおちの痛み等の上腹部を中心とする症状があるにもかかわらず、内視鏡等の検査で器質的異常がみられない疾患です。

機能性ディスペプシアの唯一の治療薬がアセチルコリンエステラーゼ阻害薬の**アコチアミド**（ア コファイド）です。

アコチアミドは、アセチルコリンエステラーゼを阻害してアセチルコリンの分解を抑制し、アセチルコリンの量を増やして副交感神経の刺激を強めることにより、胃運動を改善します。

制吐薬

制吐薬は、動揺病（車酔い、船酔い等）やメニエール病、抗悪性腫瘍薬による嘔吐等の予防や治療に用いられます。

嘔吐は延髄の嘔吐中枢の興奮により誘発されます。この嘔吐中枢の興奮には、ドパミンD_2受容体やセロトニン5-HT_3受容体、ニューロキニン1（NK_1）受容体があるCTZ（化学受容器引き金帯）への刺激を介する経路や、内耳三半規管（前庭器官）の平衡感覚刺激によるもの、胃粘膜や咽頭粘膜の刺激によるもの等があります。

制吐薬にはドパミンD_2受容体遮断薬、ヒスタミンH_1受容体拮抗薬、5-HT_3受容体遮断薬が用いられます。

●ドパミンD_2受容体遮断薬

ドンペリドン（ナウゼリン）、**メトクロプラミド**（プリンペラン）等があります。これらはCTZのD_2受容体を遮断して嘔吐を抑えます。メトクロプラミドには弱い5-HT_3受容体遮断作用もあります。しかし、D_2受容体遮断薬は動揺病や抗悪性腫瘍薬による嘔吐には無効です。

●ヒスタミンH_1受容体拮抗薬

動揺病による嘔吐の予防・治療には、ヒスタミンH_1受容体拮抗薬である**ジメンヒドリナート**（ドラマミン）や**ジフェンヒドラミン**（トラベルミン）が用いられ、抗悪性腫瘍薬による嘔吐には、5-HT_3受容体遮断薬の**グラニセトロン**（カイトリル）等や、NK_1受容体遮断薬である**アプレピタント**（イメンド）等が用いられます。

過敏性腸症候群治療薬

過敏性腸症候群は、器質的疾患がないにもかかわらず、腹痛や腹部膨満感を伴う便通異常が起こる疾患です。

▼主な過敏性腸症候群治療薬

ポリカルボフィルカルシウム (ポリフル、コロネル)	胃内の酸性条件下でポリカルボフィルとなり、小腸や大腸で便の水分を吸収・保持する。また、消化管内水分保持作用と消化管内容物輸送調節作用があり、下痢と便秘の両方に効果を発揮する。
メペンゾラート (トランコロン)	抗コリン薬であり、副交感神経遮断作用により消化管運動抑制作用を示す。
トリメブチン (セレキノン)	腸のコリン作動性神経とアドレナリン作動性神経のシナプス前膜のオピオイドμ受容体に作用する。低濃度ではノルアドレナリンの遊離を減少してアセチルコリンの遊離を増加することで腸運動を亢進させ、高濃度ではアセチルコリンの遊離を減少させて腸運動を低下させる。また、腸運動が亢進している場合には抑制、低下している場合には亢進させるという腸運動調節作用を有する。
ラモセトロン (イリボー)	遠心性神経の腸管の神経節に存在するセロトニン5-HT$_3$受容体を遮断することにより、ストレスによる大腸輸送機能亢進と大腸水分輸送異常を改善して排便亢進や下痢を抑制する。また、求心性神経の神経終末に存在する5-HT$_3$受容体を遮断することにより、大腸痛覚の伝達を抑制して腹痛や内臓知覚過敏を改善する。
リナクロチド (リンゼス)	グアニル酸シクラーゼC (GC-C) 受容体作動薬であり、腸管の管腔表面にあるGC-C受容体を活性化することにより、細胞内のcGMPを増加させて腸管分泌と腸管輸送能を促進させる。また、ストレスや大腸炎によって引き起こされる大腸痛覚過敏も抑制する。

( ) 内は主な製品名

炎症性腸疾患治療薬

炎症性腸疾患には潰瘍性大腸炎とクローン病があり、ここでは潰瘍性大腸炎治療薬について取り上げます。

潰瘍性大腸炎の治療薬には、**サラゾスルファピリジン** (サラゾピリン)、**メサラジン** (ペンタサ、アサコール、リアルダ) があります。

サラゾスルファピリジンは大腸内の腸内細菌によりスルファピリジンと5-アミノサリチル酸 (5-ASA) に分解され、5-ASAが大腸の局所に留まり炎症細胞から放出される活性酸素を消去して炎症進展と組織障害を抑制することで、抗炎症作用を示すと考えられています。

メサラジンは、5-ASAをエチルセルロースでコーティングした徐放性製剤であり、クローン病にも適応があります。

MEMO

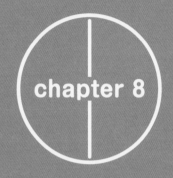

chapter 8

腎・泌尿器に作用する薬

· ·

腎臓が正常に機能していない腎不全患者においては
様々な治療薬が用いられます。
膀胱、尿路において何らかの障害がある場合、排尿障害治療薬が用いられます。
ここでは薬局で取り扱うことの多い腎・泌尿器治療薬を概観します。

腎臓に作用する薬剤

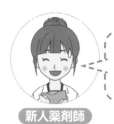

新人薬剤師

たくさんのお薬を服用されている患者さんでは、服薬指導の際に混乱してしまいます……。

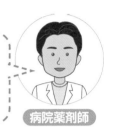

病院薬剤師

特に腎不全では必要な薬剤が多くなるので、しっかりと理解しておきましょう。ここでは、腎臓に作用する薬のほか、腎機能低下や透析による症状に用いる薬も説明します。

腎臓の働き

腎臓は、泌尿器系の代表的な臓器の1つです。腎臓では血液から尿を生成し、泌尿器を通じて排泄します。このほか、体内の水分、電解質、pHを一定に保つ、赤血球の産生促進、骨の形成・維持等の様々な重要な役割を果たしています。

●尿を生成する

血液中の老廃物を糸球体でろ過し、原尿が生成されます。原尿の99%（ブドウ糖・アミノ酸等の栄養素、水分、電解質等）は尿細管で再吸収され、血液中の過剰物質（アンモニア等）が分泌されて、尿として濃縮されます。

●血液量や電解質の組成を調節、血圧を一定に保つ

腎臓にはレニン－アンジオテンシン－アルドステロン系と呼ばれる血圧、体液量、電解質に関わる機能があります（➡p.65、77、78参照）。

よって、腎機能が低下した慢性腎不全患者では電解質の調節がうまく機能せず、高リン血症や高カリウム血症等の様々な問題が生じます。

●赤血球を産生する

低酸素が刺激になり、腎皮質や髄質外層でエリスロポエチンというホルモンが分泌されます。エリスロポエチンは、骨髄に作用し、赤血球の産生を促進します。

●骨の形成・維持に関わる

腎臓ではビタミンDを活性化ビタミンDに変え、骨の形成・維持に関わっています。

▼腎臓の構造としくみ

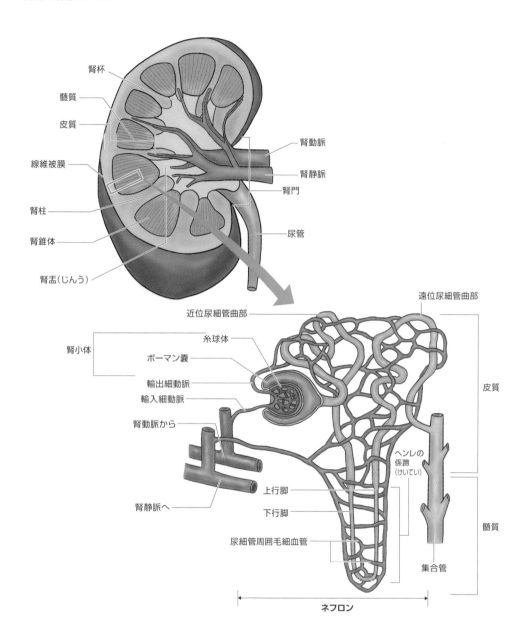

腎杯
髄質
皮質
線維被膜
腎柱
腎錐体
腎盂（じんう）

腎動脈
腎静脈
腎門
尿管

近位尿細管曲部
遠位尿細管曲部
腎小体
糸球体
ボーマン嚢
輸出細動脈
輸入細動脈
腎動脈から
腎静脈へ
上行脚
下行脚
尿細管周囲毛細血管
ヘンレの係蹄（けいてい）
皮質
髄質
集合管

ネフロン

雑賀智也著『看護の現場ですぐに役立つ 人体のキホンと名前の図鑑』より抜粋

カルシウム受容体作動薬

維持透析下の二次性副甲状腺機能亢進症では血清副甲状腺ホルモン（PTH、上皮小体ホルモンともいう）濃度の上昇による骨障害が発症します。カルシウム受容体作動薬は副甲状腺細胞表面のカルシウム受容体に作用することによりPTHの分泌を抑制します。

主な薬剤に、**シナカルセト塩酸塩**（レグパラ）や**エボカルセト**（オルケディア）等があります。エボカルセトはシナカルセト塩酸塩と同等の有効性がありながら、上部消化管に関する副作用の発現頻度が減少しています。

高リン血症治療薬（リン吸着薬）

高リン血症ではリンとカルシウムが結合し、リン酸カルシウムとして血管壁、心臓弁膜、関節周囲、結膜、皮下、腎臓等に沈着して、異所性石灰化を引き起こします。

炭酸カルシウムや炭酸ランタン等の治療薬は消化管内で食物由来のリン酸イオンと結合して難溶性のリン酸塩を形成し、腸管からのリンの吸収を抑制することにより、血中リン濃度を低下させます。

主なものに**沈降炭酸カルシウム**（カルタン）、**炭酸ランタン水和物**（ホスレノール）、**クエン酸第二鉄水和物**（リオナ）、**スクロオキシ水酸化鉄**（ピートル）、**セベラマー塩酸塩**（レナジェル、フォスブロック）、**ビキサロマー**（キックリン）があります。

セベラマー塩酸塩やビキサロマー等の非吸収性ポリマーは消化管内でリン酸と結合して糞中へのリン排泄を促進することにより、消化管からのリン吸収を抑制し血中リン濃度を低下させます。炭酸カルシウムや炭酸ランタンとは異なり、高カルシウム血症や金属の組織蓄積等の毒性発現の懸念がありません。

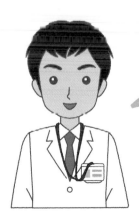

リン吸着薬は患者さんによっては服用錠数が多く、服薬アドヒアランスが低くなりがちです。飲み忘れがないように服薬の必要性をきちんと理解してもらいましょう。

薬局長

高カリウム血症治療薬

高カリウム血症治療薬には**ポリスチレンスルホン酸ナトリウム**（ケイキサレート）、**ポリスチレンスルホン酸カルシウム**（カリメート、アーガメイト）があります。腸管内でカリウムイオンを陽イオン交換により吸着し、体外に除去することにより、高カリウム血症を改善します。

尿毒症治療薬

尿毒症治療薬として**炭素**（クレメジン）があります。慢性腎不全保存期において、尿毒症物質を吸着することで尿毒症状を軽減します。透析導入に至るまでの期間を延長します。

掻痒症治療薬
（そうよう）

オピオイドκ受容体に選択的に作動性を示し、透析患者、慢性肝疾患患者における既存治療抵抗性のかゆみを改善します。主なものに**ナルフラフィン**（レミッチ）があります。

高尿酸血症治療薬

高尿酸血症治療薬は、**アロプリノール**（ザイロリック）、**フェブキソスタット**（フェブリク）、**トピロキソスタット**（トピロリック、ウリアデック）、**ベンズブロマロン**（ユリノーム）があります（➡ p.133参照）。高尿酸血症治療薬については、chapter 9で詳しく説明します。

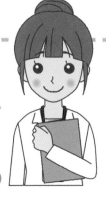

高尿酸血症は、尿酸塩の蓄積により腎機能低下をもたらし、慢性腎臓病の発症や進展に関与します。

新人薬剤師

尿路結石治療薬

　尿路結石は、シュウ酸カルシウムやリン酸カルシウム等の結晶が成長したものです。下表に主な薬剤とその特徴をまとめます。

▼主な尿路結石治療薬

ウラジロガシエキス (ウロカルン)	尿路結石の生成防止作用、排出促進作用がある。
フロプロピオン (コスパノン)	尿路の痙縮緩解作用により尿路結石に伴う自覚症状を消退させる。
クエン酸カリウム・クエン酸ナトリウム配合 (ウラリット)	尿路結石が生じる酸性尿を尿アルカリ化薬で改善する。

（　）内は主な製品名

夜間頻尿治療薬

　男性における夜間多尿による夜間頻尿に用いられます。**デスモプレシン**（ミニリンメルト）は腎集合管細胞に分布するV_2受容体を活性化し、水の再吸収を促進し（抗利尿作用）、就寝前投与により、夜間尿量を直接的に減少させます。

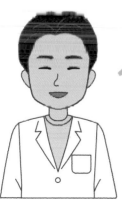

ミニリンメルトは重大な副作用に低ナトリウム血症とうっ血性心不全があります。特に高齢者や低体重の場合は低ナトリウム血症のリスクが高くなります。夜間の飲水量の制限や体重測定等、日常の生活の注意点を理解しておきましょう。

病院薬剤師

前立腺に作用する薬剤

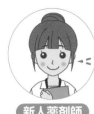

新人薬剤師

前立腺肥大症は男性特有の疾患ですね。

ここでは薬局でよく使われる前立腺に作用する薬剤についてみていきましょう。

病院薬剤師

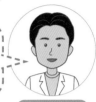

前立腺肥大症の病態と前立腺肥大症治療薬

男性の尿道は前立腺で囲まれています。前立腺肥大症は主に加齢とともに前立腺に結節性肥大を生じ、尿道を圧迫することで排尿障害（頻尿、残尿感、尿勢の低下）をきたし、患者の生活の質に影響を与えます。前立腺が肥大する明確な理由はわかっていませんが、加齢により男性ホルモンが減少し、ホルモンバランスが崩れることが原因の1つと考えられています。

初期の内服治療はα遮断薬を基本とします。大きな前立腺の場合は5α還元酵素阻害薬、過活動膀胱症状がある場合は抗コリン薬を併用します。

α_1アドレナリン受容体遮断薬

α_1遮断薬は尿道・前立腺部の平滑筋緊張に関係するα_1受容体を阻害することで、尿道や前立腺を弛緩させ、前立腺の尿道に対する圧迫を軽減します。前立腺に多いα_{1A}/α_{1D}受容体への選択性が高いと、起立性低血圧（めまい）等の心血管系副作用が起こりにくくなります。

▼主なα_1アドレナリン受容体遮断薬

シロドシン（ユリーフ）	選択的α_{1A}遮断薬。
タムスロシン塩酸塩（ハルナール）	選択的α_{1A}/α_{1D}遮断薬。
ナフトピジル（フリバス）	選択的α_{1D}/α_{1A}遮断薬。
ウラピジル（エブランチル）	選択的α_1遮断薬。女性、高血圧症に保険適応あり。
テラゾシン（ハイトラシン）	選択的α_1遮断薬。高血圧症に保険適応あり。
プラゾシン塩酸塩（ミニプレス）	選択的α_1遮断薬。高血圧症に保険適応あり。

（　）内は主な製品名

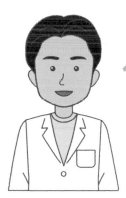

術中虹彩緊張低下症は、α_1遮断薬を服用中または過去に服用経験のある患者で起こる副作用で、白内障手術の際中に虹彩脱出や瞳孔径の縮小（縮瞳）をきたすものです。α_1遮断薬服用中の患者が白内障の手術を受ける場合は注意が必要です。

病院薬剤師

5α還元酵素阻害薬

　5α還元酵素阻害薬は前立腺に取り込まれたテストステロンの活性型である5αジヒドロテストステロンへの変換を抑えて、肥大した前立腺を縮小させ排尿障害を改善させます。

　主な薬剤に**デュタステリド**（アボルブ）があります。デュタステリドは、効果発現まで数か月の期間が必要です。性機能障害関連の副作用（勃起不全、リビドー減退、射精障害）が報告されています。

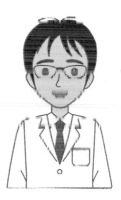

デュタステリドはPSA値を約半分に低下させるため、6か月以上内服している場合は前立腺がん診断における測定値の2倍を目安として評価する必要があります。

ベテラン薬剤師

ホスホジエステラーゼ（PDE）5阻害薬

　PDE5阻害薬は血管や下部尿路組織に分布する
PDE5を阻害することでcGMPの分解を阻害し
て、一酸化窒素（NO）の作用を増強し前立腺や尿
道の平滑筋を弛緩させることで頻尿に効果があり
ます。主な薬剤に**タダラフィル**（ザルティア）が
あります。

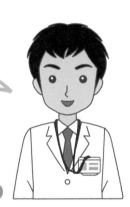

　硝酸薬、NO供与剤との併用により過度な降圧を
きたすため、これらの薬剤を投与中の患者にホス
ホジエステラーゼ5阻害薬を投与することは禁忌
となっています。また、投与前に心血管系障害の
有無を確認する必要があります。

薬局長

抗アンドロゲン薬

　テストステロン濃度低下作用により前立腺が縮
小し、前立腺肥大症の症状が軽減されます。血中
テストステロンの低下に伴い性機能障害の発現頻
度が高まります。主な薬剤に**クロルマジノン酢酸
エステル**（プロスタールL）、**アリルエストレノー
ル**があります。

植物・アミノ酸製剤

　植物由来の成分またはアミノ酸の成分が前立腺
の炎症等を改善し、前立腺肥大に伴う排尿障害を
改善します。主な薬剤に**セルニチンポーレンエキ
ス**（セルニルトン）、**オオウメガサソウエキス等配
合剤**（エビプロスタット）があります。

膀胱に作用する薬

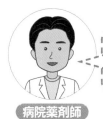

病院薬剤師

ここでは、膀胱に作用する薬として、過活動膀胱等の排尿障害に用いる薬の特徴を説明します。

過活動膀胱には、抗コリン薬や漢方もよく処方されますね。

新人薬剤師

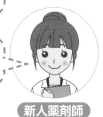

過活動膀胱治療薬

過活動膀胱は、尿意切迫感、頻尿、切迫性尿失禁等の症状を呈する疾患です。最も多く使用される薬剤は抗コリン薬ですが、抗コリン薬の副作用を考慮する場合はβ_3アドレナリン受容体作動薬が使用されます。

抗コリン薬

膀胱平滑筋のムスカリン受容体を遮断することにより平滑筋の収縮を抑制し、排尿筋過活動を抑制します。また、Ca拮抗作用により膀胱平滑筋に直接作用し収縮を抑制する作用を併せ持つ薬剤もあります。

▼主な抗コリン薬

オキシブチニン（ポラキス、ネオキシテープ）	Ca拮抗作用もあり。
プロピベリン（バップフォ　）	Ca拮抗作用もあり。
ソリフェナシン（ベシケア）	ムスカリン受容体 M_3 に選択性あり。
イミダフェナシン（ウリトス、ステーブラ）	ムスカリン受容体 M_1、M_3 に選択性あり。
トルテロジン（デトルシトール）	トルテロジンとその活性代謝物が膀胱平滑筋のムスカリン受容体を遮断する。
フェソテロジン（トビエース）	フェソテロジンの活性代謝物5-HMTが膀胱平滑筋のムスカリン受容体を遮断する。

（　）内は主な製品名

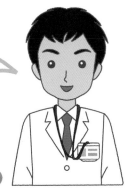

高齢者への副作用として、抗コリン作用による口内乾燥、便秘、尿閉や残尿増加に注意が必要です。

薬局長

β_3アドレナリン受容体作動薬

β_3アドレナリン受容体に選択的に作用し、膀胱の蓄尿機能を高めて過活動膀胱症状を改善します。抗コリン作用の副作用がほとんどありませんが、心血管系の副作用に注意が必要です。主な薬剤に**ミラベグロン**（ベタニス）、**ビベグロン**（ベオーバ）があります。

漢方薬

排尿障害に用いられる漢方薬として有名なのが八味地黄丸や牛車腎気丸です。地黄を含有するため消化器症状に注意が必要です。

▼排尿障害に用いる主な漢方薬

八味地黄丸	高齢者の下半身の機能低下に用いられる。
牛車腎気丸	夜間頻尿で抗コリン薬が無効な例において有効なことがある。

膀胱に作用するその他の薬

上記以外にも、膀胱に作用する薬剤として、フラボキサート塩酸塩、クレンブテロール塩酸塩があります。それぞれの特徴を下表に示します。

▼膀胱に作用するその他の主な薬

フラボキサート塩酸塩 （ブラダロン）	膀胱平滑筋に対するカルシウム拮抗作用や、PDE阻害による平滑筋弛緩作用、中枢性の排尿反射抑制作用がある。
クレンブテロール塩酸塩 （スピロペント）	β_2アドレナリン受容体に作用し膀胱平滑筋を弛緩させ、外尿道括約筋の収縮を増強することで蓄尿機能を改善させる。

（　）内は主な製品名

MEMO

chapter 9

代謝系に作用する薬

代謝系に関する疾患には糖尿病や脂質異常症等があり、
特にこの2つは高血圧症とともに生活習慣病の代表的疾患です。
ここでは糖尿病と脂質異常症の治療薬に加え、
痛風・高尿酸血症と骨粗鬆症の治療薬について取り上げます。

糖尿病治療薬

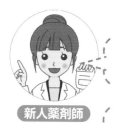

糖尿病治療薬の作用機序は多岐にわたりますね。

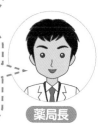

ビグアナイド薬やSU薬のように長く使われてきたものから、インクレチン関連薬やSGLT-2阻害薬のように比較的新しいものまで、作用機序や特徴を確認していきましょう。

糖尿病の病態と糖尿病治療薬

糖尿病とは「インスリン作用不足による慢性の高血糖状態を主徴とする代謝疾患群」と定義され、1型糖尿病、2型糖尿病、妊娠糖尿病、その他特定の機序、疾患によるもの（遺伝子異常、肝疾患、薬剤性等）があります。

●1型糖尿病

1型糖尿病は、インスリンを合成・分泌する膵ランゲルハンス島のβ細胞が破壊されることによるインスリン分泌不足が原因であり、治療はインスリン注射を用いた強化インスリン療法が基本となります。

●2型糖尿病

2型糖尿病は、インスリン分泌能低下やインスリン抵抗性増大をきたす遺伝因子に、過食（特に高脂肪食）や運動不足、肥満、ストレス、加齢等の環境因子が加わって発症します。治療は、食事療法・運動療法をベースとし、それでも血糖コントロールが不良の場合には、経口血糖降下薬を用います。

●糖尿病の合併症

高血糖状態が続くと、様々な合併症・疾患を引き起こします。特に、神経障害（手足のしびれ、進展により壊疽を起こす）、網膜症（視力低下をきたし、進行すると失明する）、腎症（腎機能が低下し、透析導入理由の第1位）は3大合併症と呼ばれています。

インスリンとインスリン製剤

インスリンは、血糖が上昇すると膵ランゲルハンス島β細胞（膵β細胞）から分泌され、グルコースの細胞内への取り込み促進（主に骨格筋、脂肪組織）、グリコーゲンの合成促進と分解抑制（主に肝臓）により血糖降下作用を示します。

血糖が上昇してグルコースが膵β細胞膜に存在するグルコーストランスポーター2（GLUT2：glucose transporter 2）を通して取り込まれる

と、解糖系により代謝され、TCAサイクルにより
ATPが産生されます。ATPは細胞膜のATP依存
性K⁺チャネルを閉口して脱分極を引き起こし、
脱分極により電位依存性Ca²⁺チャネルが開口し
て細胞内にCa²⁺が流入することによって、イン
スリンが分泌されます。

筋肉や脂肪組織では、インスリン受容体（チロ
シンキナーゼ内蔵型）にインスリンが結合すると
GLUTが細胞膜上に移動し、グルコースの取り込
みを促進します。

注射薬であるインスリン製剤は、皮下注射後の
効果の持続時間により超速効型、速効型、中間型、
混合型、持効型溶解、配合溶解に分類されます。各
インスリン製剤の特徴については他書に譲ります。

糖尿病治療薬の作用点

インスリン以外の糖尿病治療薬には、ビグアナ
イド薬、チアゾリジン薬、スルホニル尿素薬、速
効型インスリン分泌促進薬、αグルコシダーゼ阻

害薬、SGLT2阻害薬、インクレチン関連薬
（GLP-1受容体作動薬、DPP-4阻害薬）がありま
す。それぞれの作用機序を図に示します。

▼糖尿病治療薬の作用機序

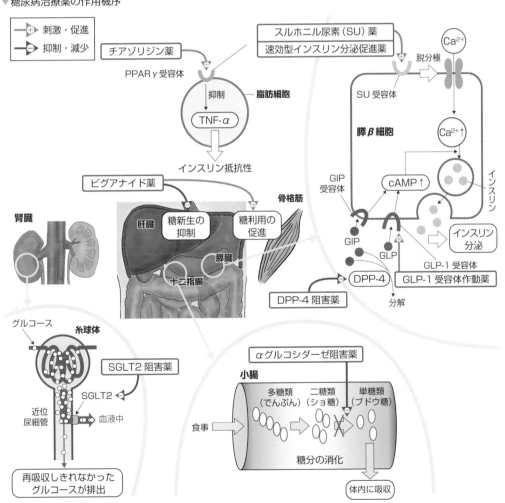

ビグアナイド（BG）薬

BG薬には、**メトホルミン**（メトグルコ、グリコ ラン）と**ブホルミン**があり、肝臓での糖新生の抑 制、末梢組織での糖利用促進（骨格筋での糖取り 込み促進等）、小腸からの糖吸収抑制により血糖 降下作用を示します。膵β細胞からのインスリン 分泌を促進する作用はありません。

副作用は、嫌気的解糖系が亢進して血中の乳酸 値が上昇することで起こる乳酸アシドーシスで す。乳酸アシドーシスを起こしやすい状態の患者 （重度の腎・肝機能障害の患者等）にはBG薬は禁 忌とされています。

チアゾリジン（TZD）薬

TZD薬には、**ピオグリタゾン**（アクトス）があ り、末梢（筋肉組織、脂肪組織）と肝臓におけるイ ンスリン抵抗性を改善することで、末梢での糖取 り込み促進、肝臓でのグリコーゲン合成促進と糖 新生抑制によって血糖降下作用を示します。

TZD薬によるインスリン抵抗性改善の機序は、 ペルオキシソーム増殖因子活性化受容体γ

（PPARγ）を刺激することで、前駆脂肪細胞から 小型脂肪細胞への分化促進と大型脂肪細胞のアポ トーシスを引き起こし、TNF-α＊の産生抑制と アディポネクチン＊の産生促進をすることによる と考えられています。

副作用には心不全や浮腫等があり、浮腫は女性 に多くみられます。

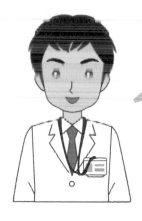

インスリン抵抗性とは、血中のインスリン濃度に 見合ったインスリンの作用が得られない状態の ことです。インスリン拮抗物質の存在、インスリ ン受容体数の減少、インスリン受容体を介する細 胞内情報伝達能力の低下等が考えられます。

（薬局長）

＊**TNF-α** インスリン受容体のチロシンキナーゼ活性を低下させることでインスリン抵抗性を引き起こす。
＊**アディポネクチン** 脂肪細胞で産生、分泌されるアディポサイトカインの一種で、肝臓での糖新生抑制と骨格筋での糖 利用を促進する。

スルホニル尿素（SU）薬

SU薬には、第一世代の**グリクロピラミド**、**アセトヘキサミド**、**クロルプロパミド**、第二世代の**グリクラジド**（グリミクロン）、**グリベンクラミド**（オイグルコン、ダオニール）、第三世代の**グリメピリド**（アマリール）があります。

SU薬は、膵β細胞膜にあるSU受容体に結合してATP依存性K⁺チャネルを閉鎖し、細胞膜の脱分極を引き起こします。細胞膜が脱分極すると

電位依存性Ca^{2+}チャネルが開口し、Ca^{2+}が細胞内に流入してCa^{2+}の細胞内濃度が上昇することによりインスリン分泌を促進します。

インスリン分泌を促進することによって血糖降下作用を示すため、SU薬が適応となるのは内因性のインスリン分泌能が残っている場合です。1型糖尿病やインスリン依存状態の2型糖尿病に対しSU薬は無効です。

速効型インスリン分泌促進薬

速効型インスリン分泌促進薬には、**ナテグリニド**（ファスティック、スターシス）、**ミチグリニドカルシウム**（グルファスト）、**レパグリニド**（シュアポスト）があります。SU構造を持ちませんが、膵β細胞のSU受容体に結合してインスリン分泌を促進します。SU受容体結合からインスリン分泌促進までの機序はSU薬と同様です。

特徴は、服用からインスリン分泌効果発現までの時間が短く、血中インスリンの上昇が速いことと、インスリン分泌持続時間が短いことです。そのため、食後に高血糖がみられる場合に適応があり、食直前に服用します。

α-グルコシダーゼ阻害薬

α-グルコシダーゼ阻害薬には、**ボグリボース**（ベイスン）、**アカルボース**（グルコバイ）、**ミグリトール**（セイブル）があり、小腸粘膜上皮細胞の刷子縁膜に存在する二糖類分解酵素（α-グルコシダーゼ）を阻害して単糖類の生成を抑制し、糖類の腸管からの消化・吸収を遅らせることで食後の血糖上昇を抑制します。食後過血糖を改善するため食直前に服用します。

単独では低血糖を起こしにくいですが、他の血糖降下薬との併用で低血糖が発現した場合には、ショ糖ではなくブドウ糖を摂取する必要があります。また、副作用として腹部膨満感や放屁等があります。

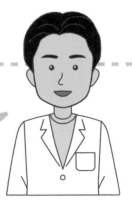

アカルボースは膵液、唾液中のα-アミラーゼも阻害します。

病院薬剤師

SGLT2阻害薬

SGLT2阻害薬には、**イプラグリフロジン**（ス グラ）、**ダパグリフロジン**（フォシーガ）、**ルセオ グリフロジン**（ルセフィ）、**トホグリフロジン**（デ ベルザ、アプルウェイ）、**カナグリフロジン**（カナ グル）、**エンパグリフロジン**（ジャディアンス）が あります。

通常、腎臓でろ過されたグルコースは近位尿細 管でほぼ100％再吸収され、その約90％を近位尿

細管S1セグメントに存在するナトリウム-グル コース共輸送体2（SGLT2）が、残り約10％を近 位尿細管S3セグメントに存在するナトリウム-グ ルコース共輸送体1（SGLT1）が担っています。

SGLT2阻害薬は、SGLT2を選択的に阻害し、 グルコースの再吸収を抑制して過剰なグルコース の尿中への排泄を促進することにより、血糖降下 作用を示します。

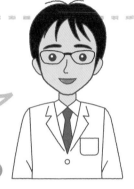

SGLT1は、主に小腸においてグル コースの吸収を担っています。

ベテラン薬剤師

インクレチンとインクレチン関連薬

インクレチンは食後に消化管から分泌されるホ ルモンで、グルカゴン様ペプチド-1（GLP-1）やグ ルコース依存性インスリン分泌刺激ポリペプチド （GIP）があり、グルコース濃度依存的にインスリン 分泌を促進し、グルカゴン分泌を抑制します。 そのため、血糖が低いときにはインスリン分泌促 進とグルカゴン分泌抑制に影響せず、低血糖のリ スクが少ないのが特徴です。しかし、インクレチ ンは分泌後速やかにジペプチジルペプチダーゼ-4 （DPP-4）によって分解・不活化されてしまいます。

これらのインクレチンに作用にするインクレチ ン関連薬にはDPP-4阻害薬、GLP-1受容体作動 薬があります。

●DPP-4阻害薬

DPP-4阻害薬は、GLP-1を分解するDPP-4を 阻害してGLP-1の血中濃度を高め、血糖依存的 にインスリン分泌の促進とグルカゴン分泌の抑制 をすることにより血糖降下作用を示します。

DPP-4阻害薬には、**シタグリプチン**（ジャヌビ

ア、グラクティブ）、**ビルダグリプチン**（エクア）、 **アログリプチン**（ネシーナ）、**リナグリプチン**（ト ラゼンタ）、**テネリグリプチン**（テネリア）、**アナ グリプチン**（スイニー）、**サキサグリプチン**（オン グリザ）、**トレラグリプチン**（ザファテック）、**オ マリグリプチン**（マリゼブ）があります。

●GLP-1受容体作動薬

GLP-1受容体作動薬には、注射薬の**リラグル チド**（ビクトーザ）、**エキセナチド**（バイエッタ、 ビデュリオン）、**リキシセナチド**（リキスミア）、 **デュラグルチド**（トルリシティ）、**セマグルチド** （オゼンピック）と、経口薬の**セマグルチド**（リベ ルサス）があります。

膵β細胞上のGLP-1受容体に結合し、アデニ ル酸シクラーゼを活性化して細胞内のcAMP濃 度を高め、グルコース濃度依存的にインスリン分 泌を促進することにより血糖降下作用を示しま す。また、高血糖時におけるグルカゴン分泌抑制 作用、胃内容物排出遅延作用も示します。

脂質異常症治療薬

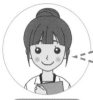

新人薬剤師

脂質異常症治療薬といえばスタチンとフィブラートですね。

スタチンとフィブラート以外にも、陰イオン交換樹脂や小腸コレステロールトランスポーター阻害薬等があります。副作用や相互作用に注意が必要なものもあるので、特徴や注意点等を確認していきましょう。

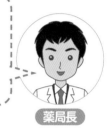

薬局長

 ## 脂質異常症の病態

脂質は水に溶けないため、血液中ではアポタンパク質と結合し、血液に可溶なリポタンパク質として存在しています。リポタンパク質はコレステロール、トリグリセライド、リン脂質等で構成されており、外因性脂質のキロミクロンと、内因性脂質の超低比重リポタンパク質 (VLDL)、中間型リポタンパク質 (IDL)、低比重リポタンパク質 (LDL)、高比重リポタンパク質 (HDL) に分けられます。粒子の大きさ、脂質の含量はキロミクロン＞VLDL＞IDL＞LDL＞HDLです。

LDLは肝臓で合成されたコレステロールを血管等の末梢組織へ輸送し、LDL受容体を介して組織に取り込まれます。一方、HDLは末梢組織のコレステロールを肝臓へ輸送し、組織中の過剰なコレステロールを取り除きます。

脂質異常症は、高LDL-コレステロール血症、高トリグリセライド (TG) 血症、低HDL-コレステロール血症等の血清中脂質の異常をきたす疾患です。脂質異常症は、狭心症や心筋梗塞等の冠動脈疾患、動脈硬化の危険因子です。

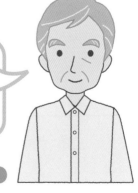

健康診断で中性脂肪が高いと言われたよ。特に症状はないのだけどね…。ほかの疾患の可能性が高まるから治療が必要だと薬剤師さんから説明を受けました。

男性患者

脂質異常症治療薬の作用点

脂質異常症では、動脈硬化の進行を遅らせて血管イベントの発生・再発を防ぐことが重要であるため、脂質異常症治療薬によって血清LDL-コレステロールやTGを低下させることにより、動脈硬化性疾患の予防と治療を行います。

▼脂質異常症治療薬の作用機序

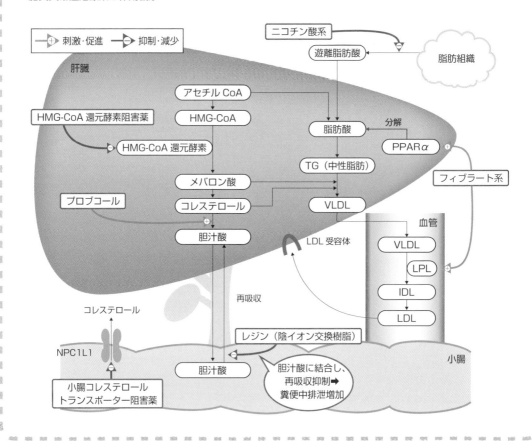

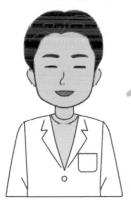

動脈硬化の危険因子であることからLDLを"悪玉コレステロール"、それに対してHDLを"善玉コレステロール"と呼ぶことがあります。

病院薬剤師

HMG-CoA還元酵素阻害薬（スタチン）

HMG-CoA還元酵素阻害薬には、**プラバスタチン**（メバロチン）、**シンバスタチン**（リポバス）、**フルバスタチン**（ローコール）、**アトルバスタチン**（リピトール）、**ピタバスタチン**（リバロ）、**ロスバスタチン**（クレストール）があります。

HMG-CoA還元酵素阻害薬は、コレステロール合成の主要臓器である肝臓に選択的に分布し、コレステロール合成の律速酵素であるHMG-CoA還元酵素を特異的かつ拮抗的に阻害して肝臓でのコレステロール合成を抑制します。肝臓内でのコレステロール含量が低下すると、これを補うためにLDL受容体数が増加し、血中LDL-コレステロールの取り込みが促進されることにより、血中コレステロールが低下します。

副作用には横紋筋融解症があり、フィブラート系薬やシクロスポリン等との併用によりリスクが増大するため注意が必要です。

レジン（陰イオン交換樹脂）

レジンには、**コレスチラミン**（クエストラン）、**コレスチミド**（コレバイン）があり、腸管内で胆汁酸と結合して糞中排泄を増大させることにより、外因性コレステロールの吸収を阻害します。また、胆汁酸の肝臓への腸肝循環が阻害されることにより、胆汁酸を補うためにコレステロールから胆汁酸への合成が促進され、肝臓のLDL受容体数が増加して血中LDL-コレステロールの取り込みが促進され、血中コレステロールが低下します。

小腸コレステロールトランスポーター阻害薬

小腸コレステロールトランスポーター阻害薬には、**エゼチミブ**（ゼチーア）があり、エゼチミブとその活性代謝物は、小腸壁細胞に存在するコレステロールトランスポーターのNPC1L1に結合してNPC1L1のコレステロール輸送機能を阻害することにより、小腸での食事と胆汁由来のコレステロールの吸収を選択的に阻害します。

プロブコール

プロブコール（シンレスタール、ロレルコ）は、肝臓においてコレステロールの胆汁酸への異化排泄促進作用によって、血中コレステロール低下作用を示します。また、強力な抗酸化作用によってLDLの酸化を抑制します。一方で、血中HDL-コレステロールも低下させてしまいます。

フィブラート系薬

フィブラート系薬には、**ベザフィブラート**（ベザトールSR）、**フェノフィブラート**（リピディル、トライコア）、**クロフィブラート**、**クリノフィブラート**（リポクリン）、選択的PPARαモジュレーターの**ペマフィブラート**（パルモディア）があります。

フィブラート系薬は、肝臓の核内受容体であるペルオキシソーム増殖因子活性化受容体α（PPARα）を活性化し、リポタンパク質リパーゼを増殖させて血清TGの加水分解を促進する作用と、肝細胞内での脂肪酸のβ酸化を亢進させてTG生合成を抑制する作用により、血清TGを低下させます。特にペマフィブラートは、選択的

PPARαモジュレーター（SPPARMα）であり、PPARα活性化作用が強く、強力なTG低下作用を示します。

また、肝臓におけるアセチルCoAからメバロン酸への経路を阻害することにより血清コレステロールを低下させる作用と、PPARαを活性化させることでHDLの主要構成タンパク質であるアポA-ⅠとA-Ⅱの合成を促進して血清HDL-コレステロールを上昇させる作用も併せ持ちます。

副作用には横紋筋融解症があり、HMG-CoA還元酵素阻害薬との併用によりリスクが増大するので注意が必要です。

ニコチン酸系薬

ニコチン酸系薬には、**トコフェロールニコチン酸エステル**（ユベラN）、**ニセリトロール**（ペリシット）、**ニコモール**（コレキサミン）があります。

遊離脂肪酸の上昇を抑制して肝臓への遊離脂肪

酸の供給を減少させ、肝臓でのTG生成を抑制することにより血中TGを低下させます。また、コレステロールの異化排泄促進作用や、血中HDL-コレステロール上昇作用も示します。

多価不飽和脂肪酸

脂質異常症治療薬として用いられる多価不飽和脂肪酸には、**イコサペント酸エチル（EPA）**と**オメガ-3脂肪酸エチル**があります。

EPA（エパデール）は、コレステロールの腸管からの吸収抑制や肝臓での生合成抑制により、血中コレステロールを低下させます。また、TGの腸管からの吸収抑制、肝臓での生合成抑制、分泌抑制、リポタンパク質リパーゼの活性化により、

血中TGを低下させます。そのほかにも、血小板凝集抑制作用や動脈の弾力性を保持する作用も併せ持っています。

オメガ-3脂肪酸エチル（ロトリガ）はEPAとDHAを含有する製剤であり、肝臓からのTG分泌の抑制と血中からのTG消失を促進することにより、血中TGを低下させます。

痛風・高尿酸血症治療薬

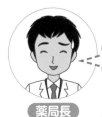

尿酸値は気になりますね…（苦笑）。

痛風にならないように食事やお酒にも要注意です！　そういえば新しい薬も登場しましたね！

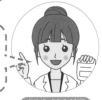

痛風、高尿酸血症の病態

　痛風は、尿酸の生成過剰や排泄低下等の代謝異常によって高尿酸血症となり、尿酸塩が析出して関節腔内に沈着し、炎症を起こして激痛を伴う発作が起こる疾患です。関節腔内に尿酸塩が析出してくると、尿酸塩結晶を貪食するために白血球（好中球）が関節腔内に浸潤・集積し、白血球の放出するタンパク分解酵素や活性酸素によって関節組織が破壊され、関節炎発作が起こります。

　高尿酸血症は、血清尿酸値が7.0mg/dLを超えた場合をいい、急性痛風関節炎や痛風結節、腎障害、尿路結石の原因になります。

　尿酸は、食物と生体内の核酸合成系のプリン体に由来するものであり、痛風や高尿酸血症は食事等からのプリン体の過剰摂取、プリン体から尿酸の生合成亢進、尿酸の尿中排泄低下によって引き起こされます。

▼痛風の病態

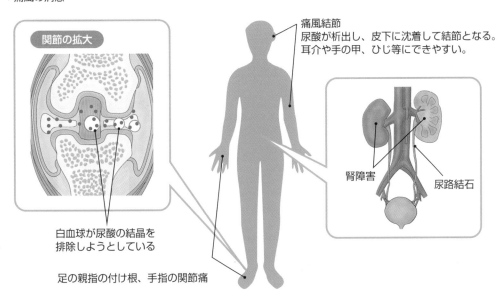

関節の拡大

白血球が尿酸の結晶を
排除しようとしている

足の親指の付け根、手指の関節痛

痛風結節
尿酸が析出し、皮下に沈着して結節となる。
耳介や手の甲、ひじ等にできやすい。

腎障害　　　尿路結石

痛風・高尿酸血症治療薬

痛風・高尿酸血症の治療には、痛風発作が起きたときや前兆時に用いる抗発作薬（コルヒチン、NSAIDs、経口ステロイド薬）と、高尿酸血症治療薬（尿酸生成抑制薬、尿酸排泄促進薬）が用いられます。

コルヒチン

コルヒチンは、細胞の微小管タンパク質（チューブリン）に結合して微小管の形成を阻害し、微小管タンパク質が好中球の関節炎症部位への遊走を抑制します。また、好中球の走化性因子（LTB4、IL-8）に対する反応性を著明に低下させます。

好中球の遊走が阻止される結果、好中球の尿酸塩結晶の貪食とタンパク分解酵素や活性酸素の放出が抑制されるため、痛風発作が抑制されます。よってコルヒチンは、発作前兆期に用いるのが有効とされます。

尿酸生成抑制薬

尿酸は、プリン体がキサンチンオキシダーゼにより代謝され、ヒポキサンチン、キサンチンを経て産生される最終代謝産物です。尿酸生成抑制薬は、このキサンチンオキシダーゼを阻害することにより尿酸の生合成を抑制します。

▼主な尿酸生成抑制薬

アロプリノール（ザイロリック）	キサンチンオキシダーゼに対してヒポキサンチン、キサンチンと拮抗することにより、尿酸生合成を抑制する。アロプリノールがキサンチンオキシダーゼによって代謝されて生じるオキシプリノールも、キサンチンオキシダーゼの作用を阻害する。
フェブキソスタット（フェブリク）	フェブキソスタットは、キサンチンオキシダーゼの作用を阻害することにより、尿酸生合成を抑制する。アロプリノールはキサンチンと類似の分子構造（プリン骨格）を有しているが、フェブキソスタットは異なる分子構造（非プリン骨格）を持っており、他のプリン・ピリミジン代謝酵素の活性に影響を及ぼさず、キサンチンオキシダーゼに対して選択的に阻害作用を示す。
トピロキソスタット（トピロリック、ウリアデック）	トピロキソスタットは、プリン骨格を持たない選択的キサンチンオキシダーゼ阻害薬。非プリン骨格のため他のプリン・ピリミジン代謝酵素に阻害作用を示さず、選択的にキサンチンオキシダーゼの作用を阻害する。

（　）内は主な製品名

尿酸排泄促進薬

　尿酸は、腎臓において糸球体でそのほとんどがろ過されたのち、近位尿細管で再吸収、分泌、その後再吸収され、最終的にはろ過されたうちの約10%が尿中に排泄されます。

　近位尿細管での尿酸の再吸収にはトランスポーター（再吸収にはURAT1、分泌にはOAT1、OAT3等）が関与しており、尿酸排泄促進薬はこれらの尿酸輸送に関与するトランスポーターを阻害して尿酸の再吸収を抑制することにより、尿酸排泄を促進します。

▼主な尿酸排泄促進薬

プロベネシド （ベネシッド）	プロベネシドは、腎尿細管での尿酸の再吸収を抑制することにより尿酸の排泄を促進する。一方、ペニシリンやパラアミノサリチル酸等の各種薬物の尿細管分泌を阻害するため、それらの薬剤の作用を増強する。
ブコローム （パラミヂン）	ブコロームはNSAIDsであり、関節リウマチ等の消炎・鎮痛の適応もあるが、尿酸再吸収を抑制することにより尿酸排泄促進作用を示すため、痛風の高尿酸血症の是正に用いられる。
ベンズブロマロン （ユリノーム）	ベンズブロマロンは、尿細管での尿酸の再吸収を特異的に抑制することにより、尿酸排泄を促進する。一方、尿細管分泌は抑制しない。 重大な副作用として劇症肝炎があるため、少なくとも投与開始後6か月は定期的な肝機能検査の実施が必要であり、肝障害のある患者には禁忌となっている。
ドチヌラド （ユリス） ※2020年5月発売	ドチヌラドは、尿酸再吸収を担うトランスポーターのURAT1を選択的に阻害することにより尿酸再吸収を抑制する、選択的尿酸再吸収阻害薬（SURI）である。URAT1への選択性が高いため、OAT1やOAT3等のトランスポーターを介した尿酸分泌の経路は阻害しない。

（　）内は主な製品名

尿酸排泄促進薬では、尿中に尿酸を排泄することから尿が酸性化します。尿路結石のリスクがあるため、尿をアルカリ化する薬剤（ウラリット等）が併用で用いられます。

薬局長

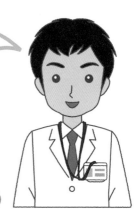

骨粗鬆症治療薬

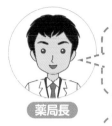

薬局長

骨粗鬆症の治療をすることで骨折のリスクを減らすことが重要です。

骨吸収を抑制する薬と骨形成を促進する薬がメインですね。

新人薬剤師

骨粗鬆症の病態

骨は、コラーゲンが主体のマトリックスにハイドロキシアパタイトが沈着したものであり、軟組織を支持したりカルシウム等の陽イオンを細胞外液に放出する機能を持っています。これらの機能を維持するために、骨代謝という常に古い骨から新しい骨への新陳代謝が行われています。骨代謝において、古い骨が破骨細胞により吸収（骨吸収）され、骨芽細胞によって新しい骨が形成（骨形成）されることをリモデリングといいます。

骨粗鬆症は、WHO（世界保健機関）によって「低骨量と骨組織の微細構造の異常を特徴とし、骨の脆弱性が増大し、骨折の危険が増大する疾患である」と定義されており、骨吸収と骨形成のバランスが崩れ、骨吸収が亢進して骨形成で補えなくなると骨密度が低下し、骨折の危険性が増大します。

骨粗鬆症治療薬

骨粗鬆症は骨吸収と骨形成がアンバランス（骨吸収＞骨形成）となって起こる疾患ですので、バランスを是正する治療が行われます。骨粗鬆症治療薬は大きく骨吸収抑制薬と骨形成促進薬に分けられます。

本書では骨吸収抑制薬としてビスホスホネート（BP）製剤、選択的エストロゲン受容体モジュレータ（SERM：selective estrogen receptor modulator）、骨形成促進薬として活性型ビタミンD$_3$製剤を取り上げます。

ビスホスホネート（BP）製剤

BP製剤には、**エチドロン酸ニナトリウム**（ダイドロネル）、**パミドロン酸ニナトリウム**、**アレンドロン酸ナトリウム**（フォサマック、ボナロン）、**リセドロン酸ナトリウム**（ベネット、アクトネル）、**ミノドロン酸水和物**（リカルボン、ボノテオ）、**イバンドロン酸ナトリウム**（ボンビバ）、**ゾレドロン酸水和物**（ゾメタ、リクラスト）があります。

BP製剤は骨組織に集積し、骨吸収の際に破骨細胞が分泌する酸によりpHが低下すると骨表面から遊離して破骨細胞に取り込まれ、破骨細胞内のメバロン酸経路にあるファルネシルピロリン酸（FPP）合成酵素を阻害して破骨細胞のアポトーシス誘導や機能喪失を引き起こすことにより、骨吸収抑制作用を示します。

選択的エストロゲン受容体モジュレーター（SERM）

SERMには、**ラロキシフェン**（エビスタ）、**バゼドキシフェン**（ビビアント）があり、エストロゲン受容体に結合し、組織によってエストロゲン作用または抗エストロゲン作用を示します。骨組織においては、破骨細胞の分化と機能を調整するサイトカインを介してエストロゲンアゴニストとして作用し、骨吸収を抑制します。

活性型ビタミンD₃製剤

活性型ビタミンD_3製剤には、**アルファカルシドール**（ワンアルファ、アルファロール）、**カルシトリオール**（ロカルトロール）、**エルデカルシトール**（エディロール）があります。これらは、活性型ビタミンD_3の誘導体であり、小腸、副甲状腺、骨組織等の標的組織に分布するレセプターに結合することで、腸管からのカルシウム吸収促進作用、血中カルシウム上昇作用、副甲状腺ホルモンの分泌抑制作用、骨形成作用を示し、骨密度や骨強度を改善します。

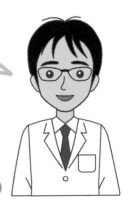

女性ホルモンであるエストロゲンには骨吸収を抑制する働きがあります。閉経後の女性は急激にエストロゲンが減少することで骨吸収が促進され、骨粗鬆症のリスクが高まります。

ベテラン薬剤師

MEMO

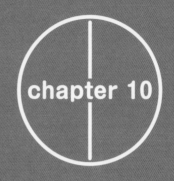

chapter 10

感染症治療薬

感染症とは、病原性微生物（ウイルスや細菌、真菌、原虫等）の感染により
急性および慢性症状を呈する疾患です。
抗菌薬、抗真菌薬、抗ウイルス薬、抗原虫・寄生虫薬が用いられます。
ここでは薬局で取り扱うことの多い感染症治療薬を概観します。

抗菌薬

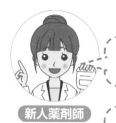

新人薬剤師

> 抗菌薬はいろいろな診療科で処方されますね！

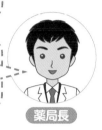

薬局長

> まずは抗菌薬と感染症、抗菌薬の種類について確認しておきましょう。

抗菌薬と感染症

抗菌薬は、生体内に侵入してきた細菌を死滅させる（殺菌的）、あるいはその増殖を抑制する（静菌的）目的で使用される薬剤です。下表に、抗菌薬が奏効する菌種とそれらが原因菌となる感染症を示します。

▼抗菌薬が奏功する菌種および感染症

菌種			感染症
グラム陽性	球菌	黄色ブドウ球菌　Staphylococcus aureus	各種化膿性疾患、敗血症、食中毒、肺炎等
		化膿レンサ球菌　Streptococcus pyogenes	心内膜炎、扁桃炎、尿路感染症等
		肺炎球菌　Streptococcus pneumoniae	肺炎、結膜炎、髄膜炎
	桿菌	破傷風菌　Clostridium tetani	破傷風
		ボツリヌス菌　Clostridium botulinum	食中毒
		ジフテリア菌　Corynebacterium diphtheriae	ジフテリア
		結核菌　Mycobacterium tuberculosis	結核
グラム陰性	球菌	淋菌　Neisseria gonorrhoeae	淋病、関節炎、結膜炎
		髄膜炎菌　Neisseria meningitidis	流行性髄膜炎
		百日咳菌　Bordetella pertussis	百日咳
	桿菌	緑膿菌　Pseudomonas aeruginosa	尿路・呼吸器感染症、外科的感染症
		大腸菌　Escherichia coli	尿路感染症、腸炎性下痢
		赤痢菌　Shigella	細菌性赤痢
		サルモネラ属菌　Salmonella enterica	腸チフス（チフス菌）、パラチフス（パラチフス菌）、食中毒
		肺炎桿菌　Klebsiella pneumoniae	肺炎、尿路感染症
		コレラ菌　Vibrio cholerae	コレラ

菌種			感染症
グラム陰性	桿菌	インフルエンザ菌　Haemophilus influenzae	呼吸器感染症
		ヘリコバクター・ピロリ　Helicobacter pylori	消化性潰瘍
スピロヘータ		梅毒トレポネーマ　Treponema pallidum	梅毒
マイコプラズマ		肺炎マイコプラズマ Mycoplasma pneumoniae	呼吸器感染症
クラミジア		トラコーマクラミジア Chlamydia trachomatis	性器クラミジア感染症

出典：櫻田司 編『コンパス薬理学』（南江堂刊）

抗菌薬の種類

　抗菌薬において重要なのは、細菌に対する毒性が宿主である人への毒性よりも強いことであり、これを選択毒性といいます。原因菌に応じた選択毒性を示すために、様々な作用機序の抗菌薬が開発されています。主には、下図に示す細胞壁合成阻害薬、タンパク質合成阻害薬、細胞膜障害薬、核酸合成阻害薬、葉酸合成阻害薬等です。それぞれを細かくみてみましょう。

▼抗菌薬の作用機序

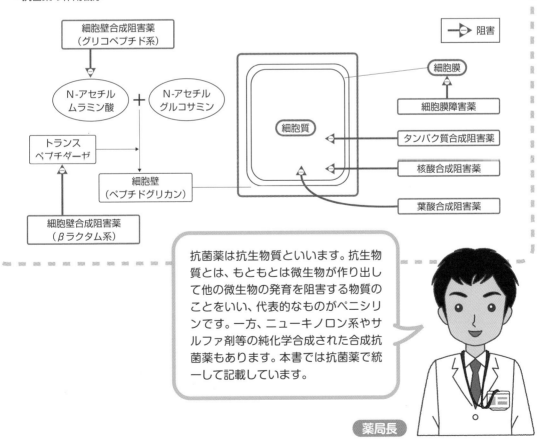

抗菌薬は抗生物質といいます。抗生物質とは、もともとは微生物が作り出して他の微生物の発育を阻害する物質のことをいい、代表的なものがペニシリンです。一方、ニューキノロン系やサルファ剤等の純化学合成された合成抗菌薬もあります。本書では抗菌薬で統一して記載しています。

薬局長

細胞壁合成阻害薬

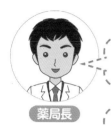

薬局長

細胞壁合成阻害薬の特徴についてみていきましょう。

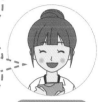

新人薬剤師

抗菌薬といったらまずはβラクタム系からですね！

細胞壁合成阻害薬の種類

　細菌は動物細胞にはない細胞壁を持っています。細胞壁合成阻害薬は、細菌の細胞壁合成を阻害することで高い選択毒性を示します。細胞壁合成阻害薬には、βラクタム系抗菌薬、グリコペプチド系抗菌薬、ホスホマイシンがあります。

βラクタム系抗菌薬

　分子内にβラクタム環を持つことからβラクタム系抗菌薬と呼ばれます。βラクタム環構造が、細胞壁合成酵素（トランスペプチダーゼ）であるペニシリン結合タンパク質（PBP；penicillin binding protein）と結合することでその酵素活性を阻害し、細胞壁の主成分であるペプチドグリカンの合成を阻害することで抗菌効果を発揮します。

　βラクタム系抗菌薬には、ペニシリン系、セフェム系、カルバペネム系、ペネム系、ペナム系、モノバクタム系があります。βラクタム環に隣接する環が5員環のものがペニシリン系、6員環のものをセフェム系、5員環に二重結合があるものをペネム系／ないものをペナム系、隣接環がないものをモノバクタム系といい、βラクタム環の隣接環がC からN になったものにナナサ、いかにになったものにカルバと接頭語がつけられます。

▼βラクタム系抗菌薬の分類

ペニシリン系	● 初めて実用化されたベンジルペニシリンのほか、**アンピシリン**（ビクシリン）や**アモキシシリン**（サワシリン、パセトシン）等の合成ペニシリンがある。 ● アモキシシリンはヘリコバクター・ピロリの除菌に用いられるほか、小児の溶連菌感染症の第一選択薬である。 ● 耐性菌が産生するペニシリナーゼ（βラクタマーゼ）で分解される。

セフェム系	●第一世代の**セファレキシン**（ケフレックス）等、第二世代の**セフロキシム**（オラセフ）等、第三世代の**セフジトレン**（メイアクトMS）、**セフカペン**（フロモックス）等）、第四世代のセフピロム等があり、グラム陽性菌への抗菌力は「第一世代＞第二世代＞第三世代」、グラム陰性菌への抗菌力は「第一世代＜第二世代＜第三世代」、第四世代は緑膿菌にも有効。 ●世代が増すほど、セファロスポリナーゼ（βラクタマーゼ）に対する抵抗性が増す。
カルバペネム系	●緑膿菌を含む広い抗菌スペクトルを示し、βラクタマーゼに対しても安定。 ●イミペネムは腎毒性に注意が必要。
モノバクタム系	●βラクタマーゼに安定で、グラム陽性菌には抗菌活性を示さず、グラム陰性菌に強い抗菌活性を示す。

（　）内は主な製品名

グリコペプチド系抗菌薬

グリコペプチド系抗菌薬は、細菌の細胞壁を形成するペプチドグリカンのペプチドC末端のD-Ala-D-Alaに結合して、細胞壁合成を阻害します。**バンコマイシン**（塩酸バンコマイシン）、**テイコプラニン**（タゴシット）が臨床使用されています。

グラム陽性菌に強い抗菌力を示し、メチシリン耐性黄色ブドウ球菌（MRSA）にも有効です。副作用としてヒスタミン遊離によるレッドネック症候群や腎障害、第Ⅷ脳神経障害による難聴等に注意が必要です。

ホスホマイシン（ホスミシン）

ホスホマイシンは、細菌細胞壁のペプチドグリカン合成初期段階を阻害することで、細胞壁合成を阻害します。幅広い抗菌スペクトルを有しており、グラム陽性菌・陰性菌に加えて、緑膿菌にも抗菌活性を示し、腸管出血性大腸菌（O-157）感染症にも使用されます。

細胞壁の主成分はペプチドグリカンです。細胞壁合成阻害薬はいずれもペプチドグリカンの合成を阻害して細菌の増殖を抑えます。中でもホスホマイシンは作用機序が独特であり、ホスホマイシン自体が能動輸送で細胞内に取り込まれることで、初期段階からペプチドグリカンの生合成を抑制すると考えられています。

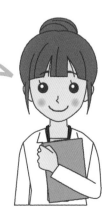

新人薬剤師

タンパク質合成阻害薬・細胞膜障害薬

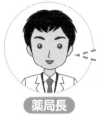

薬局長

タンパク質合成阻害薬と細胞膜障害薬を合わせてみていきましょう。

マクロライド系とテトラサイクリン系は臨床でよく用いられています。

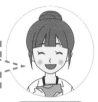

新人薬剤師

タンパク質合成阻害薬の種類

細菌のリボソームは沈降定数＊30Sと50Sのサブユニットで構成されています。一方、動物細胞のリボソームは沈降定数40Sと60Sのサブユニットで、細菌とは異なります。タンパク質合成阻害薬の抗菌作用は、細菌のリボソームサブユニットに選択的に結合し、タンパク質合成を阻害することによるものです。タンパク質合成阻害薬にはアミノグリコシド系抗菌薬、テトラサイクリン系抗菌薬、マクロライド系抗菌薬等があります。

アミノグリコシド系抗菌薬

アミノグリコシド系抗菌薬は、アミノ基とオリゴ糖がグリコシド結合した構造を持つ抗菌薬です。細菌の30Sと50Sのリボソームサブユニットに結合し（ストレプトマイシンは30Sのみ）、タンパク質合成を阻害します。**ストレプトマイシン**（硫酸ストレプトマイシン）、カナマイシン、ゲ

ンタマイシン（ゲンタシン）、**アルベカシン**（ハベカシン）等があります。

グラム陽性菌・陰性菌、スピロヘータ、結核菌等、幅広い抗菌スペクトルを有しています。ストレプトマイシン、カナマイシンは特に結核菌に対して用いられます。

＊**沈降定数**　単位加速度あたりの沈降速度。分子の大きさを区別できる。

テトラサイクリン系抗菌薬

　テトラサイクリン系抗菌薬は、4環状構造を持つ抗菌薬です。細菌の30SリボソームサブユニットにアミノアシルtRNAが結合するのを阻害することで、タンパク質合成を阻害します。**テトラサイクリン**（アクロマイシン）や**ミノサイクリン**（ミノマイシン）、**ドキシサイクリン**（ビブラマイシン）等があります。

　グラム陽性菌・陰性菌、スピロヘータ、マイコプラズマ、リケッチア、クラミジア等に有効です。内服では、2価、3価の金属イオン（Ca^{2+}、Mg^{2+}、Al^{3+}）とキレートを形成して消化管吸収が低下するため、これらの金属イオンを含む制酸薬や牛乳等と併用する場合には、間隔をあける等の注意が必要です。副作用としては、8歳未満の小児や妊婦が服用すると、小児や胎児の骨や歯牙（永久歯）のカルシウムとキレート結合をして沈着し、骨・歯の成長抑制や歯牙着色を起こすことがあります。そのほかにも、消化管粘膜の刺激による悪心・嘔吐や、腸から完全に吸収されないことで常在菌が抑制されて非感受性菌が過剰に増殖する菌交代症等を起こすことがあります。

マクロライド系抗菌薬

　マクロライド系抗菌薬は、細菌の50Sリボソームサブユニットに結合してペプチド転移反応を阻害することで、タンパク質合成を阻害します。**エリスロマイシン**（エリスロシン）、**クラリスロマイシン**（クラリス、クラリシッド）、**ロキシスロマイシン**（ルリッド）、**アジスロマイシン**（ジスロマック）等があります。

　マイコプラズマやレジオネラ等に有効です。クラリスロマイシンはヘリコバクター・ピロリの除菌に用いられます。アジスロマイシンは半減期が長く、成人では500mgを1日1回3日間の経口投与で作用が7日間持続します。

　副作用は少ないですが、エリスロマイシンとクラリスロマイシンはCYP3A4を阻害するため、薬物相互作用に注意が必要です。

> エリスロマイシンとクラリスロマイシンには併用禁忌と併用注意の薬が多いため、服薬指導の際は併用薬を必ず確認しましょう。

薬局長

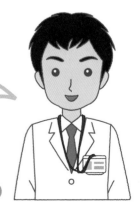

その他のタンパク質合成阻害薬

その他のタンパク質合成阻害薬には、**クロラムフェニコール**（クロマイセチン、クロマイ）、**リンコマイシン**（リンコシン）、**クリンダマイシン**（ダラシン）があります。

クロラムフェニコールは、細菌の50Sリボソームサブユニットに結合してペプチド転移酵素（ペプチジルトランスフェラーゼ）を阻害することで

タンパク質合成を阻害します。副作用は再生不良性貧血や、薬物代謝系が未発達な新生児におけるグレイ症候群があります。

リンコマイシンやクリンダマイシンは、細菌の50Sリボソームサブユニットに結合してタンパク質合成を阻害し、副作用には偽膜性大腸炎があります。

細胞膜障害薬

細胞膜障害薬は、細胞膜のリン脂質と結合して細菌細胞膜の透過性を亢進させることで細胞膜の機能障害を引き起こし、細胞を破壊することで抗菌作用を示します。細胞膜障害薬には**ポリミキシンB**（硫酸ポリミキシンB）や**コリスチン**（コリマ

イシン等）があります。大腸菌やグラム陰性桿菌である緑膿菌に優れた抗菌活性を示します。副作用としては腎障害があります。

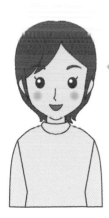

かぜをひいて病院を受診したとき抗生物質を出してくれなかったんです。薬剤師さんに相談したら、かぜには抗生物質は効かないことが多いと教えてくれました。不必要な抗生物質は薬剤耐性菌等の問題からも処方はされないようです。

女性患者

核酸合成阻害薬

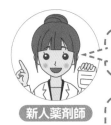

新人薬剤師

次は核酸合成阻害薬ですね。

核酸合成阻害薬の代表として、ニューキノロン系抗菌薬についてみていきましょう。

薬局長

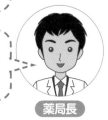

核酸合成阻害薬

核酸合成阻害薬には、ピリドカルボン酸系抗菌薬（キノロン系）、ニューキノロン系があります。これらは、化学的に合成された合成抗菌薬であり、細菌細胞のDNAの複製を阻害することで抗菌作用を示します。

最初に開発されたのが構造中にピリドカルボン酸骨格を有するキノロン系抗菌薬のナリジクス酸です。ピリドカルボン酸骨格にF（フッ素）を導入したものがニューキノロン系抗菌薬です。ニューキノロン系抗菌薬は、キノロン系抗菌薬に比べ抗菌スペクトルが広く、抗菌活性が増強されています。ここではニューキノロン系抗菌薬について解説します。

ニューキノロン系抗菌薬

ニューキノロン系抗菌薬は、細菌のDNA複製に関わる酵素であるDNAジャイレースとトポイソメラーゼⅣを阻害することで、細菌のDNA合成を阻害します。

オフロキサシン（タリビット）、**レボフロキサシン**（クラビット）、**ノルフロキサシン**（バクシダール）、**トスフロキサシン**（オゼックス）等があります。いずれも広い抗菌スペクトルを示し、グラム陽性菌、緑膿菌を含むグラム陰性菌、マイコプラズマ、クラミジアに有効です。

薬物相互作用として、酸性非ステロイド性抗炎症薬（酸性NSAIDs）との併用で痙攣誘発の可能性があるため注意が必要です。これは、ニューキノロン系抗菌薬に抗GABA作用があり、酸性NSAIDsがその作用を増強するためです。また、AlやMgを含有する制酸薬や鉄剤と併用するとキレート形成により吸収が低下します。

最新のニューキノロン系抗菌薬として、2019年**11月にラスクフロキサシン**（ラスビック）が登場しました。肺への高い移行性やDNAジャイレースとトポイソメラーゼⅣを同程度阻害することにより耐性菌を生じにくい等の特徴があります。

葉酸合成阻害薬

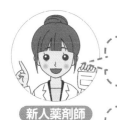

新人薬剤師
> 抗菌薬の最後は葉酸合成阻害薬ですね。

> サルファ剤についてみていきましょう。

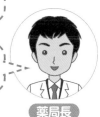

薬局長

葉酸合成阻害薬

　葉酸は水様性ビタミンの一種。ヒトでは食事で摂取しますが、細菌は細胞増殖でDNAを複製する際に、自ら葉酸を生合成します。葉酸合成阻害剤は、細菌細胞の葉酸生合成過程を阻害することで細菌の増殖を抑制します。葉酸合成阻害薬にはサルファ剤があります。サルファ剤も、前述のキノロン系抗菌薬、ニューキノロン抗菌薬と同様に、化学的に合成された合成抗菌薬です。

サルファ剤

　サルファ剤は細菌の葉酸生合成過程に必要なパラアミノ安息香酸（PABA）と似た構造を持ち、PABAと競合的に拮抗することで葉酸の生合成を阻害します。サルファ剤には**スルファメトキサゾール**、**サラゾスルファピリジン**（サラゾピリン）、スルファメトキサゾールとトリメトプリム（ジヒドロ葉酸還元酵素を阻害して葉酸の活性化も阻害）との合剤である**ST合剤**（バクタ）があります。ST合剤は、細菌の葉酸合成の異なる段階を阻害するため抗菌力が増強されます。

　主にグラム陽性菌（溶血連鎖球菌、肺炎球菌、ブドウ球菌）、グラム陰性球菌およびグラム陰性桿菌の一部（大腸菌、肺炎桿菌、赤痢菌）に抗菌スペクトルを有します。サラゾスルファピリジンは関節リウマチや潰瘍性大腸炎にも用いられます。

　サルファ剤は血漿アルブミンとの結合率が高く、アルブミンと結合しているビリルビンが追い出されることによって核黄疸を起こすことがあるため、妊婦や新生児には禁忌となっています。

抗真菌薬

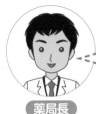

薬局長

抗真菌薬の作用機序のポイントはわかりますか？

ヒトと真菌の細胞膜の構成成分の違いですね！

新人薬剤師

真菌と真菌症

真菌はカビやキノコの仲間であり、ヒトと同様に真核生物に属しています。真菌症は、消化管や内臓等に寄生する深在性真菌症（カンジダ症等）と皮膚や爪等に寄生する表在性真菌症（水虫等）に分けられ、深在性真菌症は免疫力が低下した場合に日和見感染等が起きやすくなります。

抗真菌薬

真菌が真核生物ということは、真菌細胞を攻撃する薬物はヒトの細胞も攻撃してしまうことが多いということです。

そのため抗真菌薬は、真菌細胞の細胞膜のステロール成分がエルゴステロール（ヒトの細胞膜ではコレステロール）である点等に着目して開発されています。主な抗真菌薬にポリエンマクロライド系抗真菌薬、アゾール系抗真菌薬、アミン系抗真菌薬があります。

ポリエンマクロライド系抗真菌薬

ポリエンマクロライド系抗真菌薬は、真菌細胞膜構成成分のエルゴステロールと結合し、膜機能を障害します。**アムホテリシンB**（ファンギゾン）があり、カンジダ症やアスペルギルス症等の真菌感染症に対して優れた効果を示しますが、重篤な副作用が現れることがあります。

アゾール系抗真菌薬

　アゾール系抗真菌薬は、ラノステロールのC-14脱メチル化酵素を阻害して、真菌細胞膜のエルゴステロールの生合成を阻害します。アゾール系抗真菌薬には、**イトラコナゾール**（イトリゾール）、**ミコナゾール**（フロリード）、**ケトコナゾール**（ニゾラール）、**クロトリマゾール**（エンペシド）等があります。アゾール系の多くは薬物代謝酵素CYP3A4を阻害するため、CYP3A4で代謝される薬物（トリアゾラム、シクロスポリン、シンバスタチン等）との併用は禁忌のものも多く、注意が必要です。

アミン系抗真菌薬

　アミン系抗真菌薬は真菌細胞内のスクアレンエポキシダーゼを阻害して、真菌細胞膜のエルゴステロールの生合成を阻害します。**テルビナフィン**（ラミシール）、**ブテナフィン**（メンタックス、ボレー）があり、皮膚糸状菌やカンジダ等、幅広い抗真菌スペクトルを持ちます。

column

キャンディン系抗真菌薬

　抗真菌薬にはポリエンマクロライド系、アゾール系、アミン系以外に「キャンディン系」というものもあります。キャンディン系抗真菌薬は細胞壁の主成分であるβグルカンの合成を抑えることで効果を発揮します。**ミカファンギン**（ファンガード）や**カスポファンギン**（カンサイダス）があります。

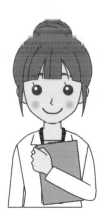

整理すると、ポリエンマクロライド系は「細胞膜の破壊」、アゾール系とアミン系は「細胞膜の生合成阻害」、キャンディン系は「細胞壁の生合成阻害」です！

新人薬剤師

抗ウイルス薬

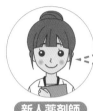

新人薬剤師

ウイルスの増殖を抑えるのが抗ウイルス薬ですね。

どのようにしてウイルスの増殖を抑えるのか、各薬剤の特徴をみていきましょう。

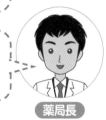

薬局長

ウイルスと抗ウイルス薬

ウイルスはDNAまたはRNAのみからなり、宿主の細胞内に侵入して宿主細胞の機能を利用して増殖します。

DNAウイルスにはヘルペスウイルス、帯状疱疹ウイルス、B型肝炎ウイルス等、RNAウイルスにはインフルエンザウイルス、HIV（ヒト免疫不全ウイルス）、C型肝炎ウイルス、コロナウイルス等があります。

抗ウイルス薬は、宿主の正常な細胞にも影響を及ぼすことがありますが、感染細胞の核酸合成やタンパク質合成を阻害することでウイルスの増殖を阻止します。

抗インフルエンザ薬

オセルタミビル、ザナミビル、ラニナビル、バロキサビル マルボキシル、ペラミビルがあり、A型およびB型インフルエンザ感染症の治療と予防（オセルタミビル、ザナミビル、ラニナビル）に用いられます。

▼主な抗インフルエンザ薬

オセルタミビル（タミフル）、**ザナミビル**（リレンザ）、**ラニナビル**（イナビル）、**ペラミビル**（ラピアクタ）	いずれも、ウイルスのノイラミニダーゼを阻害することで、上気道の上皮細胞からのインフルエンザウイルスの遊離を阻害する。発症後48時間以内に使用することで、有熱期間を1～1.5日短縮する。
バロキサビル マルボキシル（ゾフルーザ）	バロキサビル マルボキシルはインフルエンザウイルスのCap依存性エンドヌクレアーゼを阻害する。1回の服用で治療が完結できるが、耐性ウイルスの出現が問題となっている。

（　）内は主な製品名

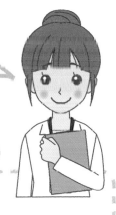

抗ヘルペス薬

抗ヘルペス薬はウイルス感染細胞内でウイルスのチミジンキナーゼによりリン酸化され、さらに細胞性キナーゼにより三リン酸化体となり、dGTPと競合してDNAポリメラーゼを阻害します。**アシクロビル**（ゾビラックス）、**バラシクロビル**（バルトレックス）、**ファムシクロビル**（ファム

ビル）があり、単純ヘルペスウイルス、水痘帯状疱疹ウイルスに有効です。

帯状疱疹治療薬であるアメナメビルは、ヘルペスウイルスのヘリカーゼ・プライマーゼ複合体の活性を阻害することにより、DNA複製を阻害します。

抗肝炎ウイルス薬

抗B型肝炎ウイルス薬の**ラミブジン**（ゼフィックス）や**エンテカビル**（バラクルード）は、B型肝炎ウイルスの逆転写酵素を阻害します。

抗C型肝炎ウイルス薬には、**リバビリン**（レベ

トール、コペガス）や**ソホスブビル**（ソバルディ）等があり、リバビリンはウイルス由来のRNA依存性RNAポリメラーゼの作用を阻害すること等により、抗ウイルス作用を示します。

抗HIV薬

ジドブジン（レトロビル）、**ラミブジン**（エピビル）等は、HIVの逆転写酵素を阻害することで抗ウイルス作用を示します。

リトナビル（ノービア）は、HIVの増殖に最終的に必須であるHIVプロテアーゼの活性部位に結合して、HIVの増殖を抑制します。

ラルテグラビル（アイセントレス）は、HIVインテグラーゼを阻害して、HIVが宿主細胞へ入り込むのを抑制します。

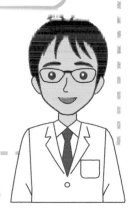

抗原虫・寄生虫薬

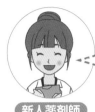

新人薬剤師

> chapter 10の最後は寄生虫感染症に用いる薬ですね。

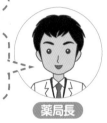

薬局長

> 体内に寄生する寄生虫は、単細胞の原虫と多細胞からなる蠕虫（ぜんちゅう）に大きく分けられます。

抗原虫薬

抗原虫薬は、体内に寄生した原虫を駆除する薬です。抗原虫薬には、抗マラリア薬の**キニーネ**や、マラリア以外に用いられる**メトロニダゾール**（フラジール）等があります。メトロニダゾールは、体内で生成したヒドロキシラジカルがDNA二重鎖を切断します。メトロニダゾールは膣トリコモナス症のほか、ヘリコバクター・ピロリの二次除菌にアモキシシリンとPPI（ボノプラザンまたはラベプラゾール）との合剤で用いられます。

▼主な抗原虫薬

キニーネ	マラリア原虫の無性生殖体であるシゾントに作用するが、作用機序は明らかになっていない。胎盤通過性が高く、流産・早産や奇形を誘発するリスクがあるため妊婦には禁忌である。
メトロニダゾール	原虫の還元酵素によって、化学構造中のニトロ基からニトロソ化合物が生成する。ニトロソ化合物が原虫の細胞に障害を与えるほか、生成中に発生したフリーラジカルがDNA二本鎖の切断に作用すると考えられている。性感染症の一種である膣トリコモナス症に、内服錠や膣錠で用いられる。

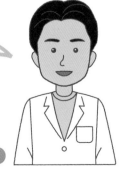

病院薬剤師

> 抗蠕虫薬のイベルメクチンは、大村智先生が2015年にノーベル生理学・医学賞を受賞したことで話題となりました。さらに、新型コロナウイルス感染症にも有効である可能性があるとして、再度注目を集めています。

抗蠕虫薬（駆虫薬）

抗蠕虫薬（駆虫薬）は、体内に寄生した蠕虫を駆除する薬です。狭義には抗寄生虫薬とも呼ばれます。細分すれば抗線虫薬、抗吸虫薬や抗条虫薬があります。

主な抗蠕虫薬には、**ピランテル**（コンバントリン）、**メベンダゾール**、**イベルメクチン**（ストロメクトール）等があります。イベルメクチンは疥癬の治療にも用いられます。

▼主な抗蠕虫薬

抗線虫薬	サントニン	回虫の運動を麻痺させることにより、腸管から糞便中への排泄を促進する。（適応症：回虫症）
	ピランテル	虫体の神経筋接合部を遮断し運動麻痺を起こすことによって、腸管から糞便中への排泄を促進する。（適応症：回虫症、鉤虫症、蟯虫症）
	メベンダゾール	虫体の微小管形成とグルコース取り込みを阻害する。（適応症：鞭虫症）
	イベルメクチン	虫体の神経・筋細胞に存在するグルタミン酸作動性Cl^-チャネルに結合し、Cl^-の膜透過性を高める。その結果、過分極が生じ、線虫が麻痺を起こし死に至る。（適応症：腸管糞線虫症）
	ジエチルカルバマジン	フィラリア成虫の酸素消費を抑制する。さらに、宿主の抗体産生能と貪食能を高めることによって、ミクロフィラリアを駆除する。（適応症：フィラリア症）
抗吸虫薬	プラジカンテル	細胞内へのCa^{2+}流入を高めて、痙縮と麻痺を起こさせ死滅させる。（適応症：吸虫症）
抗条虫薬	アルベンダゾール	虫体の微小管形成を阻害する。（適応症：包虫症）

出典：櫻田司 編『コンパス薬理学』より引用・改変

COVID-19治療薬

2020年初頭から世界中で猛威を振るっている新型コロナウイルス感染症（COVID-19）の治療薬として、2020年5月7日にレムデシビル（ベクルリー点滴静注液100mg／ベクルリー点滴静注用100mg）が政府より特例承認されました。もともとはエボラ出血熱を治療するための抗ウイルス薬として開発されたもので、RNAウイルスに対して広く抗ウイルス活性を示すことから、新型コロナウイルス（SARS-CoV-2）に対しても効果が期待できるとしてアメリカ主導の治験が進められ、日本での承認に至りました。

レムデシビルはアデノシンヌクレオシドのプロドラッグで、加水分解等の代謝によってヌクレオシド類似体の一リン酸体となり、細胞内に分布、代謝されてヌクレオシド三リン酸型の活性代謝物を生成します。活性代謝物はアデノシン三リン酸（ATP）の類似体として、SARS-CoV-2のRNA依存性RNAポリメラーゼによって新たに合成されるRNA鎖に天然基質のATPと競合して取り込まれ、取り込みから少し遅れてウイルスの複製におけるRNA鎖の伸長反応を停止させます。

chapter 11

抗炎症薬／抗アレルギー薬／免疫疾患治療薬

本章では、薬局で取り扱うことが特に多い
抗炎症薬と抗アレルギー薬に加えて、
免疫疾患治療薬を併せて取り上げました。

抗炎症薬

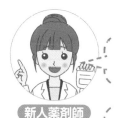

新人薬剤師

抗炎症薬といったらNSAIDsですね！

炎症のしくみとNSAIDs、アセトアミノフェンについてみていきましょう。

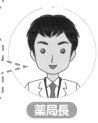

薬局長

炎症とは

炎症とは、外傷や感染症、異物の侵入等の生体組織への様々な刺激に対して起こる生体防御反応で、血管拡張と毛細血管透過性亢進から、白血球の血管外への遊走を経て組織を修復するまでの一連の過程をいいます。炎症の過程で生じる主徴には、発赤、疼痛、発熱、腫脹等があります。炎症反応には、ヒスタミンやブラジキニン、プロスタグランジン（PG）等が関与しています。

炎症は生体防御反応であるため、必ず抑えなければならないものではありませんが、炎症反応が過剰で生体への悪影響が懸念される場合には、抗炎症薬を使用して抑える必要があります。抗炎症薬には、副腎皮質ステロイドや非ステロイド性抗炎症薬（NSAIDs）、解熱鎮痛薬としてアセトアミノフェンがあります。ここでは、NSAIDsとアセトアミノフェンを取り上げます。

非ステロイド性抗炎症薬（NSAIDs）

NSAIDsには酸性、塩基性があり（コキシブ系は中性）、酸性NSAIDsには**アスピリン**（バファリン）、**メフェナム酸**（ポンタール）、**ジクロフェナクナトリウム**（ボルタレン）、**インドメタシン**（インテバン）、**イブプロフェン**（ブルフェン）、**ロキソプロフェン**（ロキソニン）、**ケトプロフェン**（モーラス）、**ナプロキセン**（ナイキサン）、**メロキシカム**（モービック）等が、塩基性には**チアラミド**（ソランタール）が、コキシブ系には**セレコキシブ**（セレコックス）があります。

酸性NSAIDsは、シクロオキシゲナーゼ（COX）を阻害することでアラキドン酸から炎症反応に関与するPGの産生を抑制し、抗炎症・鎮痛・解熱作用を示します。酸性NSAIDsが阻害するCOXには、全身の組織に分布する構成型のCOX-1と、炎症部位に発現する誘導型のCOX-2があります。COX-1は胃粘膜を保護するPGの産生に関わり、COX-2は炎症に関わっています。

酸性NSAIDsはCOX-2を阻害することにより抗炎症作用を発揮しますが、同時に胃粘膜でCOX-1を阻害することにより胃腸障害の副作用を発現することがあり、消化性潰瘍の患者には禁忌です。その他、COX阻害に起因する腎障害や出血傾向等の副作用にも注意が必要であり、アスピリン喘息や妊娠後期の方には禁忌となっています。

▼NSAIDsの作用機序

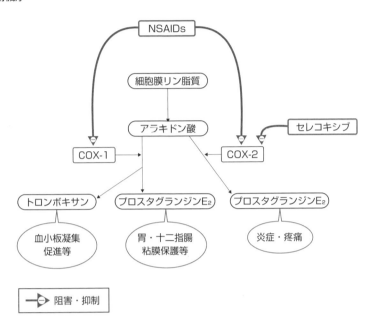

酸性NSAIDsの解熱作用は視床下部でのPGE$_2$生成を抑制することで熱放散を促進し正常体温に戻すことによって、鎮痛作用はブラジキニンの発痛作用を増強するPGE$_2$の生成を抑制することによって、それぞれ発現します。

病院薬剤師

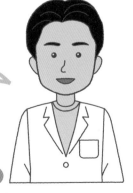

11

抗炎症薬／抗アレルギー薬／免疫疾患治療薬

NSAIDsの特徴

いくつかのNSAIDsの特徴について下表にまとめました。

▼NSAIDsの特徴

NSAIDs	特徴
アスピリン <サリチル酸系>	COX-1を不可逆的に阻害する。 抗血小板薬として使用される (➡p.84参照)。
メフェナム酸 (ポンタール) <アントラニル酸系>	インフルエンザ脳症・脳炎の危険性から、小児のインフルエンザに伴う発熱には原則として使用不可。
ジクロフェナクナトリウム (ボルタレン) <アリール酢酸系>	インフルエンザ脳症・脳炎の危険性から、インフルエンザの患者には禁忌。
ロキソプロフェン (ロキソニン) <プロピオン酸系>	プロドラッグであり、胃腸障害が少ない。 関節リウマチや変形性関節症等の慢性疼痛を伴う炎症性疾患に有効。
ケトプロフェン (モーラス等) <プロピオン酸系>	光線過敏症の副作用があるため、テープ剤やパップ剤の場合、使用中と使用後しばらくの間は使用部位が日光にあたらないように注意が必要。
セレコキシブ (セレコックス) <コキシブ系>	選択的COX-2阻害薬。COX-2に対する選択性が高いため、胃腸障害、腎障害、出血傾向等の副作用が少ない。

( )内は主な製品名

アセトアミノフェン（カロナール）

アセトアミノフェンはアニリン誘導体で、フェナセチン*の活性代謝物です。COX阻害作用は弱いため抗炎症作用はほとんどありません。作用機序は完全には解明されていませんが、視床下部の体温調節中枢に作用して皮膚血管を拡張させ、熱放散を増大することにより解熱作用を示し、視床と大脳皮質に作用して痛覚閾値を高めることにより鎮痛作用を示すと考えられています。

安全性が比較的高いため、小児およびNSAIDsが使用できない患者にも用いられます。ただし、頻用投与により重篤な肝障害が発現するおそれがあります。また、アルコールの摂取で肝障害のリスクが高まるので注意が必要です。

***フェナセチン**　フェナセチンは解熱鎮痛薬として長年汎用されてきましたが、長期間の大量服用による腎障害等が問題となり、現在は使用されていません。

抗アレルギー薬

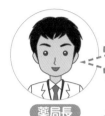

薬局長

> 抗アレルギー薬についてみていきましょう。

> 花粉症シーズンにめちゃくちゃお世話になっています！

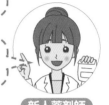

新人薬剤師

アレルギー

アレルギーは、免疫反応（➡p.161参照）が過剰に働くことで生じる生体に有害な反応です。抗体の関与する即時型のⅠ～Ⅲ型アレルギーと、主にＴ細胞やマクロファージが関与する遅延型のⅣ型アレルギーに分類されます。

狭義のアレルギーはⅠ型アレルギーのことをい

い、蕁麻疹（じんましん）や気管支喘息、アトピー性皮膚炎、アレルギー性鼻炎、花粉症等があります。Ⅰ型アレルギーでは、IgE抗体が関与し、肥満細胞や好塩基球からヒスタミンやロイコトリエン等のケミカルメディエーターが遊離し、血管拡張や血管透過性の亢進、平滑筋収縮等が起こります。

▼アレルギーの分類

型		表現	反応の担い手	化学伝達物質	反応、疾患の例
即時型	Ⅰ	アナフィラキシー反応	IgE抗体（組織吸着性）	ヒスタミン、セロトニン、LTC_4、LTD_4、PAF（補体の関与なし）	気管支喘息、花粉症、アナフィラキシーショック、アトピー、腸管アレルギー、アレルギー性鼻炎、薬物アナフィキシー
	Ⅱ	細胞障害性反応	IgG抗体、IgM抗体（マクロファージ、K細胞）	補体活性化	溶血性貧血、再生不良性貧血、血小板減少症、橋本病、薬物誘発血球減少症、Goodpasture症候群、バセドウ病
	Ⅲ	免疫複合体反応	抗原抗体複合体、主にIgG抗体、IgM抗体	補体活性化、タンパク質分解酵素、走行性因子、活性アミン	Arthus反応、血清病、全身性エリテマトーデス、糸球体腎炎、薬物アレルギー
遅延型	Ⅳ	遅延型アレルギー（細胞性免疫反応）	感作リンパ球（T細胞）	サイトカイン（補体の関与なし）	ツベルクリン反応、接触性皮膚炎、アレルギー性脳炎、同種移植拒絶

小池勝夫・萩原政彦 編著『薬理学』（朝倉書店刊）より抜粋、一部改変

抗アレルギー薬

抗アレルギー薬は、主に気管支喘息やアトピー性皮膚炎等のⅠ型アレルギー反応を抑制する薬をいいます。抗アレルギー薬には、ケミカルメディエーター遊離抑制薬、ヒスタミン H_1 受容体拮抗薬（抗ヒスタミン薬）、トロンボキサン（TX）A_2 合成阻害薬・受容体拮抗薬、ロイコトリエン（LT）受容体拮抗薬、Th2サイトカイン阻害薬があり、抗ヒスタミン薬には第一世代と第二世代があります。

ケミカルメディエーター遊離抑制薬

ケミカルメディエーター遊離抑制薬には**クロモグリク酸ナトリウム**（インタール）、**トラニラスト**（リザベン）、**イブジラスト**（ケタス）、**ペミロラストカリウム**（アレギサール、ペミラストン）があり、肥満細胞からのヒスタミンやロイコトリエン等のケミカルメディエーターが遊離するのを抑制します。すでに起こっているアレルギー症状を速やかに軽減するものではないため、予防的に用いられます。

抗ヒスタミン薬（第一世代）

第一世代の抗ヒスタミン薬はヒスタミンの化学構造をヒントにして作られており、基本薬である**ジフェンヒドラミン**（レスタミン）のほか、**クロルフェニラミン**（ポララミン等）、**プロメタジン**（ピレチア、ヒベルナ）、**アリメマジン**（アリメジン）、**ヒドロキシジン**（アタラックス）、**シプロヘプタジン**（ペリアクチン）等があります。

ヒスタミン H_1 受容体拮抗作用により、平滑筋収縮や毛細血管透過性亢進による浮腫、知覚神経刺激によるかゆみ等を抑制します。

一方で、中枢神経抑制作用による眠気、全身倦怠感等の副作用や、末梢性の抗コリン作用による口渇、眼圧上昇、排尿困難等の副作用に注意が必要です。そのため、閉塞隅角緑内障や前立腺肥大の患者には禁忌となっています。

抗ヒスタミン薬（第二世代）

第二世代の抗ヒスタミン薬は、H_1 受容体拮抗作用に加えてアレルギーに関与するケミカルメディエーター（ヒスタミン、ロイコトリエン等）の遊離抑制作用を示し、ケミカルメディエーター拮抗作用や抗PAF＊作用を示すものもあります。抗コリン作用が弱いため、**メキタジン**（ゼスラン、ニポラジン）以外は閉塞隅角緑内障や前立腺肥大の患者にも使用できます。

＊PAF 血小板活性化因子。肥満細胞に含まれているケミカルメディエーターの1つで、血管拡張、血管透過性の亢進、知覚神経刺激、白血球の活性化等を誘導することで、くしゃみ、鼻水、鼻閉等のアレルギー症状を引き起こす。

また、第二世代抗ヒスタミン薬の中でも**フェキソフェナジン**（アレグラ）等は非鎮静性抗ヒスタミン薬であり、血液-脳関門を通過しにくいため、中枢神経抑制による眠気や全身倦怠感等が生じにくいのが特徴です。

▼第二世代抗ヒスタミン薬と特徴

第二世代抗ヒスタミン薬		特徴
ケトチフェン（ザジテン）		抗PAF作用あり。気管支喘息に適応あり。
アゼラスチン（アゼプチン）		LT産生抑制・拮抗作用あり。気管支喘息に適応あり。
オキサトミド		LT産生抑制・拮抗作用、抗PAF作用あり。気管支喘息に適応あり。
非鎮静性抗ヒスタミン薬	**メキタジン**（ゼスラン、ニポラジン）	抗コリン作用が比較的強い。抗LT作用、抗PAF作用あり。気管支喘息に適応あり。
	フェキソフェナジン（アレグラ）	自動車運転の注意記載なし。
	エピナスチン（アレジオン）	抗LT作用、抗PAF作用あり。気管支喘息に適応あり。
	エバスチン（エバステル）	体内で活性代謝物に変化してH_1受容体拮抗作用を示す。
	セチリジン（ジルテック）	好酸球遊走・活性化抑制作用あり。
	レボセチリジン（ザイザル）	セチリジンの光学異性体（R-エナンチオマー）。H_1受容体に対する親和性はセチリジンよりも高い。
	ベポタスチン（タリオン）	IL-5産生抑制作用、炎症部位への好酸球浸潤抑制作用あり。
	エメダスチン（レミカット、アレサガ）	サブスタンスPによるヒスタミン遊離抑制作用、好酸球遊走・浸潤抑制作用あり。
	オロパタジン（アレロック）	ケミカルメディエーター（LT、TX、PAF等）の産生・遊離抑制作用あり。
	ロラタジン（クラリチン）	自動車運転の注意記載なし。
	デスロラタジン（デザレックス）	ロラタジンの活性代謝物。自動車運転の注意記載なし。
	ビラスチン（ビラノア）	自動車運転の注意記載なし。空腹時服用。
	ルパタジン（ルパフィン）	抗PAF作用あり。代謝物デスロラタジンも作用を示す。

※LT：ロイコトリエン　TX：トロンボキサン　IL：インターロイキン
（　）内は主な製品名

TXA₂合成阻害薬／TXA₂受容体拮抗薬

TXA$_2$合成阻害薬の**オザグレル**（ドメナン）は、TXA$_2$合成酵素を選択的に阻害することにより気道過敏性の発現や気管支収縮に関与するTXA$_2$の産生を抑制し、気管支喘息の症状を改善します。

TXA$_2$受容体拮抗薬には**セラトロダスト**（ブロニカ）、**ラマトロバン**（バイナス）があります。セラトロダストは、TXA$_2$のTXA$_2$受容体への結合を阻害することでTXA$_2$の関与する即時型喘息反応、遅延型喘息反応、気道過敏性亢進を抑制します。ラマトロバンは、鼻粘膜血管や血小板のTXA$_2$受容体に結合することで、TXA$_2$による血管透過性亢進作用と炎症性細胞浸潤を抑制し、抗アレルギー性鼻炎作用を示します。

LT受容体拮抗薬

LT受容体拮抗薬には、**プランルカスト**（オノ ン）と**モンテルカスト**（シングレア、キプレス）が あります。

プランルカストは、LT受容体に選択的に結合 することでLTの作用に拮抗し、気道収縮反応、気 道の血管透過性亢進、気道粘膜の浮腫、気道過敏 性亢進を抑制し、気管支喘息の症状と肺機能を改 善します。また、鼻腔通気抵抗上昇、好酸球浸潤 を伴う鼻粘膜浮腫、胃粘膜過敏性を抑制すること で、くしゃみや鼻汁等のアレルギー性鼻炎の症状 を改善します。

モンテルカストは、システイニールロイコトリエ ンタイプ1受容体（CysLT$_1$受容体）に選択的に結 合し、炎症を引き起こすケミカルメディエーター のLTD$_4$やLTE$_4$による気管支収縮、血管透過性 亢進、粘液分泌促進を抑制することにより、気管 支喘息の症状を改善します。また、鼻腔通気抵抗 上昇を抑制することにより、アレルギー性鼻炎の 症状を改善します。

Th2サイトカイン阻害薬

Th2サイトカイン阻害薬には**スプラタスト**（ア イピーディ）があり、Th2細胞のIL-4、IL-5の産 生ならびに肥満細胞からのケミカルメディエー ター遊離を抑制することにより、抗アレルギー作 用を示します。適応には気管支喘息、アレルギー 性鼻炎、アトピー性皮膚炎があります。

アレルギー治療にも抗体薬が登場

2019年に**オマリズマブ**（ゾレア）が季節性アレルギー性鼻炎で承認になりました。オマリズマブ はすでに、気管支喘息や慢性蕁麻疹で適応を持つ抗体薬です。

体内に侵入した花粉を異物とみなし、免疫細胞の1つである B 細胞がIgE抗体を産生します。IgE 抗体が肥満細胞表面に発現した受容体（FcεR1）に結合すると、肥満細胞からヒスタミンやロイコト リエン等が放出されます。

オマリズマブは、IgE抗体とFcεR1の結合を阻害することで効果を発揮します。抗ヒスタミン薬よ りも上流で作用することから、難治症例における選択肢として期待されています。

免疫疾患治療薬

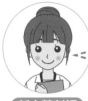
新人薬剤師

この章の最後は免疫疾患治療薬ですね。

関節リウマチ治療薬のメトトレキサートと、カルシニューリン阻害薬のシクロスポリン、タクロリムスについて詳しくみていきましょう。

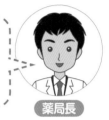
薬局長

免疫と免疫抑制薬

免疫とは、自己と非自己（細菌、ウイルス、がん細胞等／抗原）を識別して、非自己を排除することで自己を守ろうとする生体防御機構です。B細胞が分化した形質細胞によって産生される抗体が中心となる体液性免疫と、T細胞系が中心となる細胞性免疫があります。

この免疫機構が過剰に作動してしまうことで生体に有害な反応を引き起こすのがアレルギーであり、自己の組織や臓器等を抗原として認識してしまうことで免疫反応を引き起こすのが自己免疫疾患です。なお、自己免疫疾患は、先述したⅢ型アレルギーに分類されます（➡ p.157 参照）。

免疫抑制薬は、関節リウマチ等の自己免疫疾患やアトピー性皮膚炎等のアレルギー性疾患の治療、臓器移植後の拒絶反応の抑制に使用されます。ここでは、関節リウマチ治療薬のメトトレキサート、カルシニューリン阻害薬のシクロスポリンとタクロリムスについて取り上げます。

関節リウマチ治療薬

関節リウマチは、免疫機構の異常により関節の滑膜に炎症が起こることで関節の軟骨や骨が破壊され、腫れや痛みを伴い、関節が変形してしまう疾患です。主に手足の関節に起こりますが、内臓等の全身に症状が広がることもあります。

自己免疫疾患である関節リウマチの治療薬として、免疫抑制薬の**メトトレキサート**（リウマトレックス）があります。メトトレキサートは葉酸代謝拮抗薬であり、プリン塩基やピリミジン塩基の合成に必要なテトラヒドロ葉酸を生成するジヒドロ葉酸レダクターゼを阻害することによりDNAやRNAの合成を抑制し、炎症に関与するT細胞とB細胞の増殖と機能を抑制します。

葉酸の働きを阻害するため、その影響による口内炎や肝機能の異常等の副作用が起きることがあり、これらの副作用を防ぐ目的でメトトレキサートを服用した翌日または翌々日に葉酸製剤（フォリアミン）を服用することがあります。

シクロスポリンとタクロリムス

　ヘルパーT細胞からのインターロイキン(IL)-2の産生・分泌を抑制することにより免疫抑制作用を示す薬として、カルシニューリン阻害薬の**シクロスポリン**と**タクロリムス**があります。

● **シクロスポリン**（ネオーラル）

　真菌が産生するポリペプチドで、ヘルパーT細胞内のイムノフィリンと総称されるタンパク質のシクロフィリンに結合してカルシニューリンを阻害します。カルシニューリンを阻害することにより、IL-2等の遺伝子発現に関与する転写因子であるNF-AT (nuclear factor of activated T cells) の核内移行を阻害してIL-2等のサイトカインの産生を抑制し、キラーT細胞の誘導を抑制することで免疫抑制作用を示します。

● **タクロリムス**（プログラフ、プロトピック）

　放線菌の産生するマクロライド系化合物であり、ヘルパーT細胞内のイムノフィリンの1つであるタクロリムス結合タンパク質 (FKBP) に結合してカルシニューリンを阻害します。カルシニューリンを阻害することにより、NF-ATの核内移行を阻害してIL-2等のサイトカインの産生を抑制し、シクロスポリンよりも強力にキラーT細胞の誘導を抑制することで免疫抑制作用を示します。

▼シクロスポリンとタクロリムスの作用機序

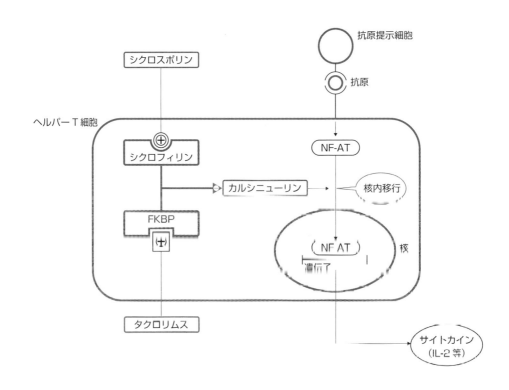

chapter 12

抗悪性腫瘍薬

がん治療においては様々な治療薬が用いられます。
従来から使用されている殺細胞性抗がん薬やホルモン療法薬のほか、
近年は分子標的薬が多く使用されてきています。
ここでは薬局で取り扱うことの多い、経口抗がん薬（殺細胞性抗がん薬、
ホルモン療法薬、分子標的薬）を概観します。

殺細胞性抗がん薬

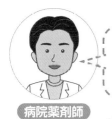

病院薬剤師

ここでは薬局でよく使われる殺細胞性抗がん薬についてみ
ていきたいと思います。

よろしくお願いします！

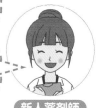

新人薬剤師

細胞周期

　細胞は、細胞周期と呼ばれる過程を経て分裂・
増殖します。細胞周期の中には、異常を検知する
ためのチェックポイントが存在し、チェックポイ
ントの制御システムや修復機構に異常があると細
胞ががん化すると考えられています。

　がん化された細胞に対して、殺細胞性抗がん薬
は、細胞増殖に伴うDNA合成や細胞分裂を阻害
することによりがん細胞を死滅させる作用を有し
ます。

殺細胞性抗がん薬の種類

　殺細胞性抗がん薬には、以下の種類がありま
す。

▼主な殺細胞性抗がん薬の種類と作用点

・アルキル化薬：細胞周期非特異的
・トポイソメラーゼ阻害薬：S期～G2期に作用
・代謝拮抗薬：S期に作用
・白金化合物：細胞周期非特異的
・抗腫瘍性抗生物質：主に細胞周期非特異的
・微小管作用抗がん剤：G2～M期に作用

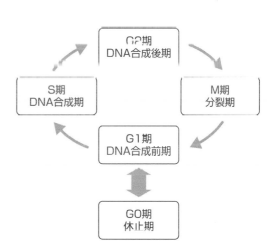

アルキル化薬

　DNA二本鎖の塩基（グアニン塩基やアデニン塩基）へのアルキル化反応によって、DNA間に架橋が形成され複製を阻害し、細胞死をもたらします。

▼主なアルキル化薬

マスタード類	**シクロホスファミド水和物**（エンドキサン）	生体内で活性化後に腫瘍細胞のDNA合成を阻害する。
	ブスルファン（マブリン）	慢性骨髄性白血病、真性多血症が適応。核酸およびタンパク質のSH基と結合し、2個の求核部位をアルキル化する。主に骨髄に細胞毒として作用する。
	メルファラン（アルケラン）	多発性骨髄腫細胞のDNA合成開始を抑制。
その他	**テモゾロミド**（テモダール）	悪性神経膠腫、再発または難治性のユーイング肉腫が適応。テモゾロミドは未変化体として血液-脳関門を通過し、活性代謝物が脳内で抗腫瘍効果を発揮する。
	プロカルバジン塩酸塩（塩酸プロカルバジン）	悪性リンパ腫および悪性星細胞腫、乏突起膠腫成分を有する神経膠腫に対する他の抗悪性腫瘍剤との併用が適応。核酸（DNA、RNA）およびタンパク合成阻害作用がある。

（　）内は主な製品名

トポイソメラーゼ阻害薬

　細胞分裂の際にDNA構造変換を行う酵素であるトポイソメラーゼを阻害することで抗腫瘍効果を有します。トポイソメラーゼには一本鎖DNAに作用するＩ型、二本鎖DNAに作用するⅡ型があります。

▼主なトポイソメラーゼ阻害薬

エトポシド（ベプシド／ラステット）	肺小細胞がん、悪性リンパ腫、子宮頸がん、がん化学療法後に増悪した卵巣がんが適応。トポイソメラーゼⅡを阻害しDNAの二本鎖を同時に切断する。
ソブゾキサン（ペラゾリン）	悪性リンパ腫、成人T細胞白血病リンパ腫が適応。DNA鎖の切断を伴わずにトポイソメラーゼⅡを阻害することにより、染色体の凝縮異常を示し、多核細胞が出現して細胞が死滅する。

（　）内は主な製品名

代謝拮抗薬

核酸（葉酸、塩基＊等）やタンパク合成過程の代謝物の構造類似体で、拮抗作用によってDNA合成に障害を起こします。フッ化ピリミジン系代謝拮抗薬、プリン系代謝拮抗薬、葉酸拮抗薬、ヌクレオシド系代謝拮抗薬等の種類があります。

▼主な代謝拮抗薬

フッ化ピリミジン系代謝拮抗薬	フルオロウラシル（5-FU）	腫瘍細胞内に取り込まれたフルオロウラシルがウラシルと同じ経路で代謝を受け、活性代謝物がチミジル酸の合成を抑制することにより、DNAの合成が阻害される。
	ドキシフルリジン（フルツロン）	ピリミジンヌクレオシドホスホリラーゼ（腫瘍組織で高い活性を有する酵素）によりフルオロウラシルに変換され、抗腫瘍効果を示す。
	テガフール（フトラフール）	体内でフルオロウラシルに変換され抗腫瘍効果を示す。
	テガフール・ウラシル（ユーエフティ）	ウラシルはフルオロウラシルの分解酵素に対する酵素親和性の差によりフルオロウラシルの血中濃度を保つ。**ホリナートカルシウム**（ユーゼル）の併用で、チミジル酸合成酵素阻害活性を増強し、テガフール・ウラシルの抗腫瘍効果を増強する。
	テガフール・ギメラシル・オテラシルカリウム（ティーエスワン）	ギメラシルはフルオロウラシルを分解してしまう酵素を阻害し、フルオロウラシルの血中濃度を保つ働きがある。オテラシルカリウムは消化管粘膜障害を軽減させる作用がある。
	カペシタビン（ゼローダ）	カペシタビンは体内の肝臓や腫瘍組織でフルオロウラシルに変換され抗腫瘍効果を示す。中間代謝物はドキシフルリジンと同一物質であり、腫瘍組織以外での副作用を軽減する目的で開発された。
シタラビン系代謝拮抗薬	シタラビンオクホスファート水和物（スタラシド）	成人急性非リンパ性白血病、骨髄異形成症候群が適応。シタラビンのプロドラッグであり、DNAポリメラーゼを阻害することにより抗腫瘍作用を示す。シタラビンはシトシンに似た構造を有するため。
プリン系代謝拮抗薬	メルカプトプリン（ロイケリン）	プリン塩基と似た構造を持つ。がん細胞のDNA合成の過程で、プリン塩基の代わりに取り込まれることによってDNA合成阻害作用を示す。急性白血病、慢性骨髄性白血病が適応。
	フルダラビンリン酸エステル（フルダラ）	貧血または血小板減少症を伴う慢性リンパ性白血病、低悪性度B細胞性非ホジキンリンパ腫、マントル細胞リンパ腫が適応。
葉酸拮抗薬	メトトレキサート（メソトレキセート）	葉酸を核酸合成に必要な活性型葉酸に還元させる酵素であるジヒドロ葉酸還元酵素の働きを阻害し、チミジル酸合成およびプリン合成系を阻害して、細胞増殖を抑制する。
ヌクレオシド系代謝拮抗薬	トリフルリジン・チピラシル塩酸塩（ロンサーフ）	DNAにトリフルリジンが取り込まれることによって腫瘍増殖抑制効果が発揮される。チピラシルはトリフルリジンのバイオアベイラビリティを高める。治癒切除不能な進行・再発の結腸・直腸がんもしくは、がん化学療法後に増悪した治癒切除不能な進行・再発の胃がんに対して、3次治療以降に使用される。

| その他 | **ヒドロキシカルバミド**
（ハイドレア） | 慢性骨髄性白血病、本態性血小板血症、真性多血症に適応がある。リボヌクレオチドレダクターゼ阻害によりDNA合成を阻害する。 |
| | **アナグレリド塩酸塩水和物**
（アグリリン） | 本態性血小板血症が適応。血小板を産生する巨核球の形成および成熟を抑制することにより、血小板数を低下させる。 |

* **塩基** プリン塩基であるアデニンとグアニン、ピリミジン塩基であるシトシンとウラシル（RNAのみ）とチミン（DNAのみ）の5種類がある。

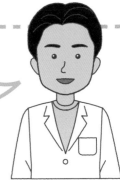

経口抗がん薬の中でも、特にテガフール・ギメラシル・オテラシルカリウムおよびカペシタビンは、他の注射用抗がん薬と併用するレジメンが多いので、レジメン内容や併用する注射用抗がん薬の特徴、副作用についても理解しておきましょう。

病院薬剤師

column

レジメン

　薬局では聞く機会は少ないかもしれませんね。レジメンとは、がん薬物治療における薬剤（抗がん薬や制吐剤等の支持療法薬）の種類や量、期間、投与時間、手順等を時系列で示したものです。

　例えば、大腸がんではmFOLFOX6というレジメンがよく用いられます。mFOLFOX6では、投与初日にレボホリナート、オキサリプラチンを2時間かけて点滴静注します。その後、フルオロウラシルを1～2分程度点滴静注し、さらに同剤を46時間（約2日間）かけて持続静注します。投与終了後の4～14日目は休薬期間です。この2週間を1サイクルとし、投与を継続します（術後補助療法の場合は約半年を目安に投与を継続）。大腸がんでは、mFOLFOX6のほか、FOLFIRIやCAPOX、FOLFOXIRI等のレジメンがあります。他のがん腫でも様々なレジメンがあります。ぜひ調べてみてください。

▼mFOLFOX6

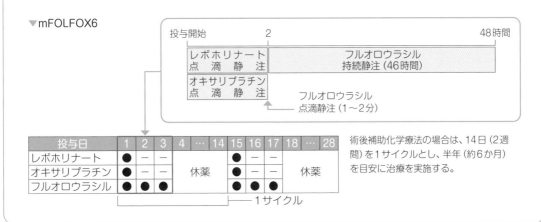

術後補助化学療法の場合は、14日（2週間）を1サイクルとし、半年（約6か月）を目安に治療を実施する。

ホルモン療法薬

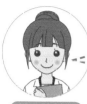

新人薬剤師

次はホルモン療法薬ですね。

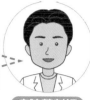

病院薬剤師

乳がんや前立腺がん、甲状腺がん等では、性ホルモンが発症に関与していることが知られています。

ホルモン療法薬

ホルモン療法薬は、性ホルモン（エストロゲン、プロゲステロン、アンドロゲン）依存性の腫瘍である乳がんおよび前立腺がんに対して用いられます。ホルモン分泌抑制作用や受容体拮抗作用によって抗腫瘍効果を発現します。

乳がんに対するホルモン療法

乳がんへのホルモン療法は、エストロゲン受容体もしくはプロゲステロン受容体が陽性の場合に効果が期待でき、閉経前と閉経後とで治療薬は異なります。

● **閉経前乳がん**

卵巣からのエストロゲン分泌を抑制するために、卵巣でエストロゲンを作ることを促す下垂体のホルモンの働きを抑える、性腺刺激ホルモン放出ホルモン（LH-RH）アゴニストや、抗エストロゲン薬が用いられます。

● **閉経後乳がん**

卵巣からのエストロゲン分泌は消失しますが、副腎から男性ホルモン（アンドロゲン）が分泌され、アロマターゼによってエストロゲンに変換されるため、アロマターゼ阻害薬が用いられます。

▼乳がんにおけるホルモン療法

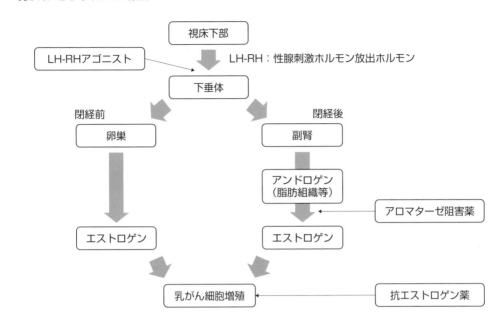

アロマターゼ阻害薬

アロマターゼはエストロゲンを生成する最終段階の律速酵素であり、アロマターゼ阻害薬はアンドロゲンからのエストロゲン生成を阻害し、乳がんの増殖を抑制します。

副作用として骨密度低下や関節痛、脂質代謝異常等があります。

▼主なアロマターゼ阻害薬

アナストロゾール（アリミデックス）	非ステロイド型、可逆的に阻害。
レトロゾール（フェマーラ）	非ステロイド型、可逆的に阻害。
エキセメスタン（アロマシン）	ステロイド型、非可逆的に阻害。

（　）内は主な製品名

抗エストロゲン薬

抗エストロゲン薬は、エストロゲン受容体とエストロゲンの結合を阻害する薬剤です。

▼主な抗エストロゲン薬

タモキシフェンクエン酸塩 （ノルバデックス）	乳がん細胞内に存在するエストロゲン受容体とエストロゲンとの結合を競合的に阻害し、エストロゲン受容体陽性乳がんに対して抗腫瘍効果を発現する。
トレミフェンクエン酸塩 （フェアストン）	閉経後乳がんにのみ適応がある。抗エストロゲン作用および抗インスリン様増殖因子-1作用により乳がん細胞の増殖を抑制する。
メドロキシプロゲステロン酢酸エステル （ヒスロンH）	プロゲステロン製剤。DNA合成抑制作用、下垂体・副腎・性腺系への抑制作用および抗エストロゲン作用等により抗腫瘍効果を示す。乳がん以外に子宮体がん（内膜がん）に有用性が確認されている。

（　）内は主な製品名

前立腺がんに対するホルモン療法

前立腺がんに対するホルモン療法では、前立腺がんがアンドロゲン依存性のため、LH-RHアゴニストもしくはGn-RHアンタゴニストや、抗アンドロゲン薬、エストロゲン製剤が使用されます。

▼前立腺がんに対するホルモン療法

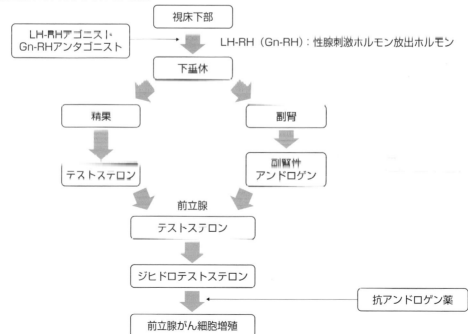

抗アンドロゲン薬（前立腺がん治療薬）

前立腺細胞においてアンドロゲンの受容体への結合を阻害し抗腫瘍効果を示します。副作用として、女性化乳房、ほてり、性欲の低下、勃起障害、肝機能障害等が現れることがあります。

抗アンドロゲン薬にはステロイド型と非ステロイド型があり、ステロイド型は下垂体からの黄体形成ホルモン（LH）分泌を阻害することで男性ホルモンの分泌を抑える働きもあります。

▼主な抗アンドロゲン薬

第1世代抗アンドロゲン薬	**フルタミド**（オダイン）	非ステロイド型。
	ビカルタミド（カソデックス）	
	クロルマジノン酢酸エステル（プロスタール）	ステロイド型。
第2世代抗アンドロゲン薬	**エンザルタミド**（イクスタンジ）、**アパルタミド**（アーリーダ）、**ダロルタミド**（ニュベクオ）	アンドロゲン受容体へのアンドロゲンの結合を競合的に阻害する作用のほか、アンドロゲン受容体の核内移行と転写活性を抑制する。
その他	**アビラテロン酢酸エステル**（ザイティガ）	去勢抵抗性前立腺がんに適応がある。アンドロゲン合成酵素であるCYP17を阻害することで抗腫瘍効果を示す。副腎でのコルチゾールの合成も抑制するため、不足するホルモンを補うためにプレドニゾロンと併用する。
	ミトタン（オペプリム）	副腎がん、手術適応とならないクッシング症候群に適応。副腎皮質の萎縮や壊死と、ステロイド合成阻害作用を有する。

（　）内は主な製品名

ホルモン療法薬は抗がん剤に比べて重い副作用は少ないものの、エストロゲンの分泌や作用を抑えることで、更年期障害と似た症状（ほてり、発汗、のぼせ、めまい）が起こりやすくなります。

薬局長

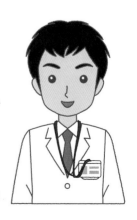

エストロゲン製剤

女性ホルモンの1つであるエストロゲンにも男性ホルモンの分泌を抑制する働きがあります。

▼主なエストロゲン製剤

エストラムスチンリン酸エステルナトリウム水和物 （エストラサイト）	卵胞ホルモン剤のエストラジオールとアルキル化剤のナイトロジェンマスタードを化学的に結合させた化合物。エストラムスチンによる殺細胞作用と、代謝物であるエストラジオールによる性腺刺激ホルモン、テストステロンの生合成および5α-リダクターゼの阻害作用により、抗アンドロゲン作用を示す。
エチニルエストラジオール （プロセキソール）	閉経後末期乳がん（男性ホルモン療法に抵抗を示す場合）にも適応がある。

（　）内は主な製品名

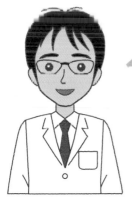

エストロゲンは肝臓において血液凝固因子合成を促進させる作用があり、血栓が形成されやすくなるため、心血管系の病気を持っている患者さんが使用する場合には注意が必要です。

ベテラン薬剤師

分子標的薬

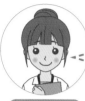

研究の進歩により、がんに関わる遺伝子やタンパク質が分子レベルで明らかになりました。

新人薬剤師

そうです。分子標的薬の開発はいまなお活発に行われています。

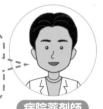

病院薬剤師

分子標的薬

　分子標的薬は、がん細胞の増殖に関わる特定の分子に作用し活性を阻害することで、がんの進行を阻止する薬剤です。製剤面から、抗体製剤（主に注射薬）、小分子化合物（主に内服薬）に分けられます。本庶佑先生がノーベル医学生理学賞を受賞したことで話題になったニボルマブ（オプジーボ）やペムブロリズマブ（キイトルーダ）等の免疫チェックポイント阻害剤も、広い意味で分子標的薬に含まれます。

●抗体製剤

　高分子のため細胞膜を通過せず、標的となる分子は細胞外液または細胞膜表面に存在するものとなります。

▼主な標的

- ●上皮増殖因子受容体（EGFR、HER2）
- ●血管内皮増殖因子（VEGF）
- ●細胞膜の表面抗原（CD抗原）
- ●免疫チェックポイント受容体（PD-1）

●小分子化合物

　小分子のため細胞膜を通過し、標的となる分子は細胞内のシグナル伝達経路に存在するものとなります。

▼主な標的

- ●チロシンキナーゼ（EGFR、BCR-ABL、VEGFR、ALK等）
- ●セリン／スレオニンキナーゼ（mTOR、BRAF、MEK、CDK4/6等）
- ●エピジェネティクス（HDAC）
- ●プロテアソーム

細胞内シグナル伝達系

リガンド（増殖因子、サイトカイン、ホルモン等）が膜貫通型受容体（キナーゼ、酵素）の細胞外ドメインに結合すると、膜貫通型受容体が活性化し、細胞内では下流シグナル伝達系が活性化されていきます。

下流シグナルのうち、がん細胞の増殖や生存に重要な経路は、PI3K/Akt経路とRas/Raf/MAPK経路であり、これらの経路での中心的な役割を果たす分子を阻害する薬が、小分子化合物として開発されています。

その中でも、チロシンキナーゼを標的とした薬剤が多く開発され、治療成績が向上しています。

▼主な細胞内シグナル伝達系

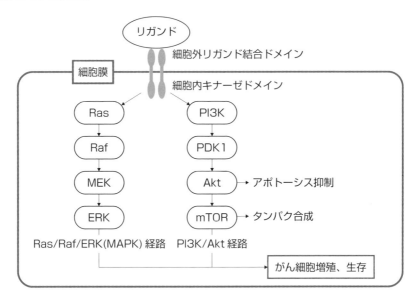

EGFRチロシンキナーゼ阻害薬

上皮増殖因子受容体（EGFR）チロシンリン酸化の阻害を介し、細胞増殖の抑制およびアポトーシスの誘導に基づき腫瘍増殖を抑制します。

EGFR遺伝子変異は肺腺がんの約半数に存在しています。

▼主なEGFRチロシンキナーゼ阻害薬

第1世代	**ゲフィチニブ**（イレッサ）、**エルロチニブ塩酸塩**（タルセバ）
第2世代	EGFR以外のチロシンキナーゼ受容体（HER2等）の活性を阻害する作用も有する。**アファチニブマレイン酸塩**（ジオトリフ）、**ダコミチニブ水和物**（ビジンプロ）
第3世代	既存のEGFR阻害薬に対して立体障害等の機序で耐性を示す、T790M変異に対しても作用する。**オシメルチニブメシル酸塩**（タグリッソ）

（　）内は主な製品名

EGFRおよびHER2チロシンキナーゼ阻害薬

EGFRおよびHER2チロシン自己リン酸化を選択的かつ可逆的に阻害することにより、その結果としてアポトーシスを誘導し、腫瘍細胞の増殖を抑制します。**ラパチニブトシル酸塩水和物**（タイケルブ）があります。

BCR-ABLチロシンキナーゼ阻害薬

BCR-ABLは、慢性骨髄性白血病（CML）およびフィラデルフィア染色体陽性急性リンパ性白血病の発症原因となる異常なチロシンキナーゼであり、これを阻害することで腫瘍増殖を抑制します。BCR-ABL以外のチロシンキナーゼ（幹細胞因子〈SCF〉受容体のKIT、血小板由来成長因子受容体〈PDGFR〉、SRCファミリーキナーゼ等）阻害作用を持つ薬剤があります。

▼主なBCR-ABLチロシンキナーゼ阻害薬

第1世代	**イマチニブメシル酸塩**（グリベック）	PDGFR、KITも阻害。
第2世代	イマチニブ抵抗性のCMLに対して開発され、BCR-ABLキナーゼに対し、より強力な阻害活性を有する。	
	ニロチニブ塩酸塩水和物（タシグナ）	PDGFR、KITも阻害。
	ダサチニブ水和物（スプリセル）	SRCファミリーキナーゼ、KIT、PDGFR、EPHA2受容体も阻害。
	ボスチニブ水和物（ボシュリフ）	SRCファミリーキナーゼも阻害。
第3世代	野生型BCR-ABLおよび他の治療薬に対して抵抗性となるT315I変異型BCR-ABLを含む、あらゆるBCR-ABLに対し阻害作用を示す。	
	ポナチニブ塩酸塩（アイクルシグ）	RET、FLT3、KITおよびFGFR、PDGFR、VEGFR、EPH等の各増殖因子受容体ファミリー、SRCファミリーキナーゼも阻害する。

（　）内は主な製品名

分子標的薬には従来の化学療法とは異なる名称のルールがあります。
【抗体薬】モノクローナル抗体（語尾が〜mab）
　　〜momab/〜omab　：マウス（m）等ヒト以外の生物由来のモノクローナル抗体
　　〜ximab　：キメラ抗体
　　〜zumab　：ヒト化抗体
　　〜mumab/〜umab　：遺伝子組み換えによりマウス等のヒト以外の細胞で作ったヒト型抗体
【阻害薬】酵素活性阻害（inhibitor）作用を示す低分子化合物（語尾が〜nib）
　　〜tinib　：tyrosine kinase inhibitor
　　〜fenib　：Raf kinase inhibitor等

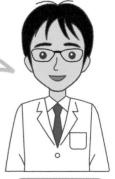

ベテラン薬剤師

VEGFR等マルチキナーゼ阻害薬

がん細胞が増殖する際は多くの栄養を必要とし、新しく血管を作る（血管新生）ことで栄養を得ようとします。そのため、がん細胞は血管内皮増殖因子（VEGF）を生産し、周囲の血管新生を促します。血管新生に関わるVEGFや、様々ながん細胞の増殖や悪性化への関与が報告されているFGFR、PDGFRα、KIT、RET等を阻害することで、がん細胞の増殖を抑制することができます。

▼主なマルチキナーゼ阻害薬

アキシチニブ（インライタ）	VEGFR阻害
ソラフェニブトシル酸塩（ネクサバール）	VEGFR、PDGFR、KIT、RET、Raf等阻害
スニチニブリンゴ酸塩（スーテント）	VEGFR、PDGFR、KIT、RET、FLT3等阻害
パゾパニブ塩酸塩（ヴォトリエント）	VEGFR、FGFR、PDGFR、KIT阻害
レゴラフェニブ水和物（スチバーガ）	VEGFR、FGFR、PDGFR、KIT、RET等阻害
バンデタニブ（カプレルサ）	VEGFR、EGFR、RET阻害
レンバチニブメシル酸塩（レンビマ）	VEGFR、FGFR、PDGFR、KIT、RET等阻害

（　）内は主な製品名

▼主な標的と働き

- ●血管内皮増殖因子（VEGF）　　：血管新生に関わる
- ●線維芽細胞増殖因子（FGF）　　：血管新生や腫瘍微小環境に関わる
- ●血小板由来増殖因子（PDGF）：腫瘍微小環境の制御に関わる
- ●幹細胞因子受容体（KIT）　　　：細胞の生存・分化・増殖の制御に関わる
- ●がん原遺伝子（RET）　　　　　：腫瘍形成に関わる

FLT3/AXL阻害薬

FLT3等のチロシンキナーゼに対する阻害作用を示し、FLT3を介したシグナル伝達を阻害することにより、FLT3遺伝子変異を有する急性骨髄性白血病に治療効果を示します。**ギルテリチニブフマル酸塩**（ゾスパタ）、**キザルチニブ塩酸塩**（ヴァンフリタ）等があります。

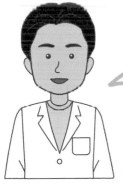

「腫瘍微小環境」とは、腫瘍組織周辺の正常細胞（間質細胞、繊維芽細胞等）、マクロファージ、血管等を指します。がん細胞増殖には微小環境が影響し、重要な役割を果たしています。

病院薬剤師

ALKチロシンキナーゼ阻害薬

非小細胞肺がんの約3～5%では、未分化リンパ腫キナーゼ (ALK) 融合遺伝子がみられ、強力ながん増殖能を有します。ALK融合遺伝子を標的とし、阻害することで腫瘍の増殖を抑制します。

▼主なALKチロシンキナーゼ阻害薬

第1世代	**クリゾチニブ** (ザーコリ)	ALK融合タンパク質およびROS1融合タンパク質のチロシンキナーゼ活性を阻害することにより、腫瘍の増殖を抑制する。
第2世代	**アレクチニブ塩酸塩** (アレセンサ)	クリゾチニブと比較し、有効性が高い。
	セリチニブ (ジカディア)	クリゾチニブ使用後でも効果を示す。
第3世代	**ロルラチニブ** (ローブレナ)	ALK阻害薬に耐性となった変異型ALK融合タンパクのチロシンキナーゼ活性を阻害する。

(　) 内は主な製品名

その他のチロシンキナーゼ阻害薬

これまでに紹介したもの以外にも、発がんや腫瘍増殖、転移に関わるチロシンキナーゼは存在します。これらをターゲットとする分子標的薬を紹介します。

▼その他のチロシンキナーゼ阻害薬

ルキソリチニブリン酸塩 (ジャカビ)	JAK1/2阻害。JAK1は主に起炎作用を有するインターロイキン-6 (IL-6) 等のシグナル伝達に関与し、JAK2は血液系細胞の分化・増殖に関与している。
イブルチニブ (イムブルビカ)	BTK阻害。ブルトン型チロシンキナーゼ (BTK) は、B細胞性腫瘍の発症、増殖等に関与するB細胞受容体、およびB細胞の遊走、接着等に関与するケモカイン受容体の下流に位置するシグナル分子である。
エヌトレクチニブ (ロズリートレク)	TRK/ROS1阻害。疼痛、体温調節や運動、記憶、感情のコントロールの役割を果たすトロポミオシン受容体キナーゼファミリー (TRKA/B/C) はNTRK1/2/3遺伝子によってコードされている。NTRK融合遺伝子により活性化されたTRK融合タンパクにより、がん細胞の過剰増殖および生存延長が起こる。NTRK融合遺伝子陽性は様々ながんで報告されている。ROS1はROS1遺伝子によってコードされ、ROS1融合遺伝子は、非小細胞肺がん (特に腺がん) で確認されている。

(　) 内は主な製品名

その他の分子標的薬

これまで解説した以外に、様々な分子を標的とした分子標的薬があります。

● mTOR阻害薬

セリン・スレオニンキナーゼの一種であるmTOR を選択的に阻害します。mTORはタンパク質の合成を調節することによって、細胞の成長、増殖および生存の調節に中心的な役割を果たしています。mTOR阻害薬は、がん細胞での恒常的な活性化を阻害することで細胞増殖を抑制します。**エベロリムス**（アフィニトール）、**シロリムス**（ラパリムス）等があります。

● BRAF阻害薬

Ras/Raf/ERK(MAPK)経路において、Rafは3種類のサブタイプがあります。その中のBRAFの600番目のコドン（遺伝暗号）に変異が生じているがん細胞の場合、BRAFキナーゼは恒常的に活性化されており、その下流に位置するMEKおよびERKを恒常的に活性化させ、シグナル伝達制御に異常が生じ、細胞に異常な増殖と長期生存を引き起こすと考えられています。BRAF阻害薬はBRAF（V600変異を有する）キナーゼを強力かつ選択的に阻害することにより、がん細胞の増殖抑制や細胞死を誘導し抗腫瘍効果を発揮します。**ベムラフェニブ**（ゼルボラフ）、**ダブラフェニブメシル酸塩**（タフィンラー）、**エンコラフェニブ**（ビラフトビ）等があります。

● MEK阻害薬

MEKの活性化ならびにキナーゼ活性を選択的かつ可逆的に阻害することにより、MEKの基質であるERKのリン酸化を阻害し、細胞増殖を抑制すると考えられています。BRAF阻害剤との併用により、増殖抑制作用は各薬剤単独と比較して増強します。

▼主なMEK阻害薬

トラメチニブ ジメチルスルホキシド付加物（メキニスト）	ダブラフェニブメシル酸塩と併用。
ビニメチニブ（メクトビ）	エンコラフェニブと併用。

● CDK4/6阻害薬

サイクリン依存性キナーゼ（CDK）4および6は、いずれも細胞周期における G1期の制限点での重要なレギュレーターであり、G1期からS期への移行を制御します。

CDK4/6はサイクリンDと複合体を形成しますが、乳がん患者の50％以上はサイクリンDを過剰に発現することが知られており、CDK4/6阻害薬はCDK4/6とサイクリンDの複合体の活性を阻害し、細胞周期の進行を停止し、腫瘍の増殖を抑制します。**アベマシクリブ**（ベージニオ）、**パルボシクリブ**（イブランス）等があります。

● HDAC阻害薬（エピジェネティクス標的薬）

ヒストン脱アセチル化酵素（HDAC）の活性化は、がん抑制遺伝子の発現が抑制されることから、がん細胞において過剰に発現し、血液悪性腫瘍の発症に関与しています。HDAC阻害薬はがん抑制遺伝子の転写促進やアポトーシスを誘導すると考えられています。**ボリノスタット**（ゾリンザ）、**パノビノスタット乳酸塩**（ファリーダック）等があります。

PNP阻害薬

　プリンヌクレオシドホスホリラーゼ(PNP)は、ヒトT細胞の増殖に関与します。

　フォロデシン塩酸塩 (ムンデシン)はPNPを阻害し、プリン代謝を抑制することにより、アポトーシスを誘導し、T細胞由来の腫瘍の増殖を抑制します。

PARP阻害薬

　ポリADPリボースポリメラーゼ (PARP)はDNA修復に関与する酵素です。

　オラパリブ (リムパーザ)はPARPを阻害することによって一本鎖切断を担う塩基除去修復が働くのを妨げます。修復されないDNAの一本鎖切断は、DNA複製の過程で二本鎖切断に至り、相同組み換えができないがん細胞では、二本鎖切断を修復できずに細胞死に至ります。

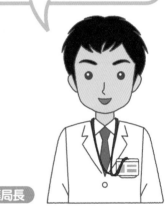

　分子標的薬は、特定の分子を標的にするため、化学療法剤よりも副作用が少ないと考えられてきました。しかし、特定の分子を標的にすることにより、特徴的な副作用が起こることがあります。少し古い例ですが、有名なのはゲフィチニブ(イレッサ)の間質性肺炎ですね。薬局においても、副作用発現の徴候がないか、意識を向ける必要があります。

薬局長

レチノイド製剤 (急性前骨髄球性白血病治療薬)

　急性前骨髄球性白血病 (APL)では、第15染色体にあるPML遺伝子と、第17染色体にあるRARA遺伝子の間で相互転座が生じており、転座の結果PML-RARAキメラ遺伝子が形成されます。

　このPML-RARAはレチノイドレセプター(RAR)の機能を抑制することで骨髄球系細胞の分化を前骨髄球の段階で阻止します。さらにPMLの機能を阻害することで細胞の増殖能が高まる結果、白血病が発症するものと考えられています。ここにレチノイド製剤が作用すると、キメラ遺伝子の抑制機構が崩れ、前骨髄球からの分化誘導が起こるものと考えられています。**トレチノイン** (ベサノイド)、**タミバロテン** (アムノレイク)等があります。

プロテアソーム阻害薬

ユビキチン・プロテアソーム系は、タンパク質の恒常性を保つ主要な調節系であり、細胞タンパク質（増殖制御、細胞周期調節およびアポトーシスに関与するタンパク質等）を分解する重要な機構です。

イキサゾミブクエン酸エステル（ニンラーロ）は20Sプロテアソームのβ5サブユニットに結合し、キモトリプシン様活性を阻害することにより、ユビキチン化タンパク質の蓄積、小胞体ストレス応答の誘導、アポトーシス促進性タンパク質の発現上昇および活性化等の作用機序により、腫瘍細胞のアポトーシスを誘導し、腫瘍増殖を抑制します。再発または難治性の多発性骨髄腫の場合、レナリドミドおよびデキサメタゾンと併用します。

免疫調整薬（多発性骨髄腫治療薬）

免疫細胞に作用し、サイトカイン産生を制御する等、免疫応答を調節するとともに、腫瘍細胞に対する直接的な増殖抑制作用や血管内皮細胞に対する血管新生阻害作用も有すると考えられています。

サリドマイド（サレド）、**レナリドミド水和物**（レブラミド）、**ポマリドミド**（ポマリスト）等があります。

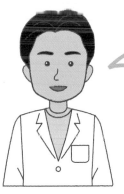

エピジェネティクスとは、DNAの塩基配列の変化によらない遺伝子発現の多様性を制御・伝達するシステムです。細胞の遺伝子配列は同じでも、あとから加わった修飾が遺伝子機能を調節し、様々な細胞および臓器に分化します。
主な制御機構は、DNAメチル化とヒストン修飾で、ヒストン修飾はヒストンアセチル化転移酵素およびヒストン脱アセチル化酵素（HDAC）によって調節されています。

病院薬剤師

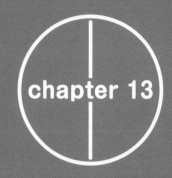

chapter 13

眼科用薬

このchapterでは、眼科用薬として緑内障治療薬と
白内障治療薬について取り上げました。

緑内障治療薬

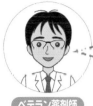

ベテラン薬剤師

緑内障治療薬についてみていきましょう。

眼圧を下げるための作用機序に特徴がありますね。

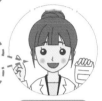

新人薬剤師

緑内障の病態

緑内障とは、眼房水の産生と排出のバランスが崩れて眼圧が上昇し、激しい眼痛、頭痛が起こり、視野が狭くなり視力も低下してしまう疾患です。眼房水は毛様体で産生され、その大部分（約90%）は線維柱帯を経てシュレム管から眼外へ流出されます（隅角流出路）。その他の眼房水（約10%）は脈絡膜から強膜外へ流出します（ぶどう膜強膜流出路）。

緑内障には原発開放隅角緑内障、原発閉塞隅角緑内障、続発緑内障、発達緑内障等があります。

●原発開放隅角緑内障

線維柱帯とシュレム管が根詰まりを起こし、眼房水が眼外へ排出されにくくなり、眼圧が上昇します。このうち、眼圧が正常範囲内にありながら、視神経が障害される緑内障を正常眼圧緑内障といいます。正常眼圧緑内障では、視神経や血液供給が悪くなったり、遺伝や免疫、酸化ストレス等いろいろな原因により、通常では緑内障を起こさない程度の眼圧でも視神経が障害されると考えられています。緑内障患者のうち約7割が正常眼圧緑内障で、欧米人よりも日本人のほうが多いとされています。

●原発閉塞隅角緑内障

隅角が狭くなり線維柱帯とシュレム管が塞がれ、眼房水の流出が障害され、眼圧が上昇します。原発閉塞隅角緑内障では、急速に隅角が閉じられることにより、劇的に眼圧が上昇することがあります。これを一般的に急性緑内障発作といいます。眼痛、頭痛、吐き気等の激しい自覚症状が現れます。

●続発緑内障

何らかの病気が原因で眼圧が上昇して起こる緑内障のことをいいます。開放隅角の場合もあれば、閉塞隅角の場合もあります。ステロイドホルモン剤等の薬剤によっても生じることがあります。

●発達緑内障

生まれつき隅角に異常があることで生じる緑内障のことをいいます。

緑内障治療薬

一度障害を受けた視神経は元に戻らないため、完治させることはできません。しかし、眼圧を下げることにより、進行を遅らせることができます。

眼圧を下げる緑内障治療薬には、ぶどう膜強膜流出路からの房水流出を促進させるもの（プロスタグランジン関連薬、交感神経 α_2 受容体選択性刺激薬、EP2受容体作動薬）、線維柱帯シュレム管からの房水流出を促進させるもの（ROCK阻害薬、EP2受容体作動薬、副交感神経刺激薬）、房水産生を抑制するもの（交感神経 β 受容体遮断薬、炭酸脱水酵素阻害薬、交感神経 α_2 受容体選択性刺激薬）、硝子体容積を減少させる高張浸透圧薬があります。

▼緑内障治療薬の作用点

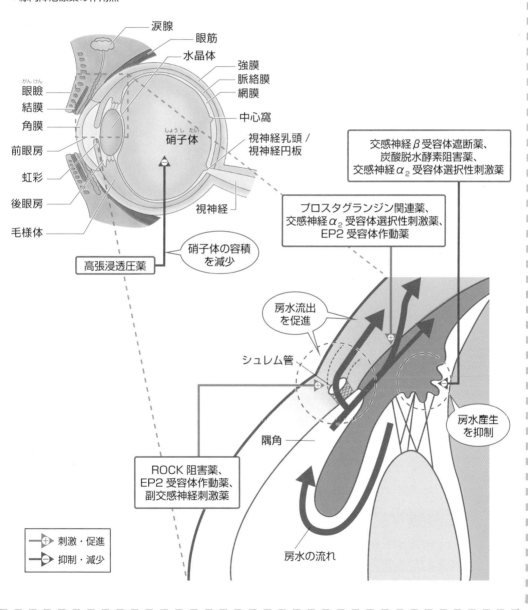

プロスタグランジン関連薬

プロスタグランジンFP受容体を介し、ぶどう膜強膜流出路からの眼房水の排出を促進します。**ラタノプロスト**（キサラタン）、**トラボプロスト**（トラバタンズ）、**タフルプロスト**（タプロス）、**ビマトプロスト**（ルミガン）等の点眼剤があります。緑内障治療薬の中で、最も強力な眼圧降下作用を有しており、1日1回の点眼で効果があります。現在、緑内障治療の第一選択薬とされています。特徴的な副作用として、虹彩色素沈着、睫毛伸長、上眼瞼溝深化等があります。

交感神経β受容体遮断薬

毛様体における交感神経β受容体を阻害し眼房水産生を減少させます。強力な眼圧降下作用を示し、眼局所副作用が少ないという特徴があります。β受容体非選択性遮断薬の**チモロールマレイン酸塩**（チモプトール）、**カルテオロール塩酸塩**（ミケラン）、**レボブノロール**（ミロル）、β1受容体選択性遮断薬の**ベタキソロール**（ベトプティック）、α1β遮断薬**ニプラジロール**（ハイパジール）があります。

チモロールマイレン酸塩、カルテオロール塩酸塩には持続性製剤があり、1日1回の点眼で有効性を示します（非持続性製剤は1日2回点眼）。他の点眼薬を併用する際10分以上間隔をあける、または一番最後に点眼する必要があります。ニプラジロールはα1受容体も阻害し、ぶどう膜強膜流出路からの眼房水流出を増大させる作用があります。

副作用として喘息発作、徐脈、うっ血性心不全等が報告されています。

炭酸脱水酵素阻害薬

炭酸脱水酵素阻害薬には、**ドルゾラミド塩酸塩**（トルソプト）、**ブリンゾラミド**（エイゾプト）があります。毛様体上皮細胞の炭酸脱水酵素を阻害し、眼房水産生を抑制します。

比較的副作用が少なく安全に使うことができますが、ときに点眼直後の霧視が報告されています。また、重篤な腎障害のある患者には禁忌です。

交感神経α2受容体選択性刺激薬

交感神経α2受容体選択性刺激薬には、**ブリモニジン**（アイファガン）、**アプラクロニジン塩酸塩**（アイオピジンUD）があります。アプラクロニジン塩酸塩は、レーザー手術後の一過性眼圧上昇の予防に用いられます。交感神経α2受容体に作用し、眼房水産生の抑制とぶどう膜強膜路からの眼房水流出の促進をします。

副作用として結膜充血・浮腫・蒼白・出血、口内乾燥感、連用でアレルギー性眼瞼結膜炎が報告されています。ブリモニジンは乳幼児には禁忌です。

Rhoキナーゼ阻害薬（ROCK阻害薬）

線維柱帯路の細胞骨格の変化と細胞外マトリックスの変化により眼房水の流出を促進します。初の緑内障用のROCK阻害薬に**リパスジル**（グラナテック）があります。副作用として、点眼ごとに生じる一過性の結膜充血、結膜炎、眼瞼炎等が報告されています。

リパスジル点眼液の服薬指導

　リパスジルでは、上述のとおり一過性の結膜充血、結膜炎、眼瞼炎が報告されています。服薬指導においては、これらの副作用に関する情報を提供する必要があります。

　まず、一過性の結膜充血は、リパスジルに血管を拡張させる作用があるため生じます。点眼後5～15分が充血のピークで、1～2時間で元に戻ります。外出時の充血が気になる場合は、外出時間を考えて早めに点眼するように説明します。また、充血が消えない、目がかゆい、まぶたが赤い等の症状が続く場合は、医師または薬剤師に相談するように説明します。

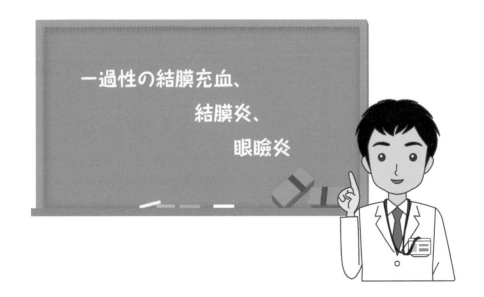

副交感神経刺激薬

ピロカルピン塩酸塩（サンピロ）があります。毛様体筋のM₃受容体を刺激し、毛様体筋が収縮し、間接的にシュレム管が開口します。これにより眼房水流出を促進させ、眼圧を低下させます。

交感神経α₁受容体遮断薬

ブナゾシン塩酸塩（デタントール）等があります。毛様体筋に存在するα₁受容体を遮断し、毛様体筋を弛緩させてぶどう膜強膜流出量を増加させます。主な副作用として動悸、頻脈等があります。

イオンチャネル開口薬

イオンチャネル開口薬には**イソプロピルウノプロストン**（レスキュラ）があります。線維柱帯細胞に存在するBKチャネルを開口させることにより、線維柱帯からの房水流出を増加させます。

> 眼圧の上昇を抑えるこれらの薬は「眼房水の産生を抑える」か「眼房水の排出を促す」のどちらかの作用を示すということですね。

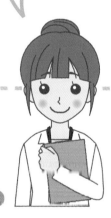

新人薬剤師

交感神経非選択性刺激薬

代表的な交感神経非選択性刺激薬には**ジピベフリン**（ピバレフリン）があります。ジピベフリンはアドレナリンのプロドラッグです。眼内でアドレナリンに変換され、交感神経受容体に作動して、総合的に線維柱帯路からの房水流出の増加と房水産生の減少を促します。

狭隅角や前房が浅い等の眼圧上昇の素因のある患者に対する本剤の投与は、急性閉塞隅角緑内障の発作を起こすことがあるため禁忌とされています。

EP2受容体作動薬

EP2受容体作動薬には**オミデネパグ イソプロピル**（エイベリス）があります。2018年9月に承認されたエイベリスは、オミデネパグのプロドラックです。選択的にEP2受容体を刺激し、線維柱帯流出路とぶどう膜強膜流出路からの房水の流出を促進します。

副作用として黄斑浮腫、結膜充血、角膜肥厚等が報告されています。

配合点眼薬

眼圧効果作用を持つ成分2種類が配合された点眼剤です。主なものに以下があります。

▼主な配合点眼液

ラタノプロスト/チモロールマレイン酸塩（ザラカム）
トラボプロスト/チモロールマレイン酸塩（デュオトラバ）
タフルプロスト/チモロールマレイン酸塩（タプコム）
ラタノプロスト/カルテオロール塩酸塩（ミケルナ）
ドルゾラミド塩酸塩/チモロールマレイン酸塩（コソプト）
ブリンゾラミド/チモロールマレイン酸塩（アゾルガ）
ブリモニジン酒石酸塩/チモロールマレイン酸塩（アイベータ）

（　）内は主な製品名

炭酸脱水酵素阻害薬

毛様体における炭酸脱水酵素の阻害による房水産生抑制を示します。**アセタゾラミド**（ダイアモックス）があり、全身投与薬として用いられます。

副作用には、代謝性アシドーシス、肝障害、食欲不振、知覚異常等があります。

白内障治療薬

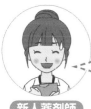

新人薬剤師

最後は白内障治療薬ですね。長かった薬理学の勉強もとうとう終わり……。

ラスト、走り切りましょう！　さて、白内障を根治できる薬はありません。白内障治療薬は進行を抑えることを目的に用いられます。

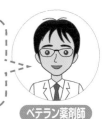

ベテラン薬剤師

✚ 白内障の病態と治療

　白内障は、水晶体のタンパク質が加齢や紫外線等で変性し、白濁し視力が低下する疾患です。白濁した水晶体を元に戻す治療方法は現在、見つかっていません。白内障が進行して生活支障がみられる場合には、白濁した水晶体を人工のレンズ（眼内レンズ）に置き換える外科手術が必要になります。

　白内障治療薬にはピレノキシン、グルタチオン等があり、白内障の進行を遅らせる目的で用いられます。

▼白内障の病態

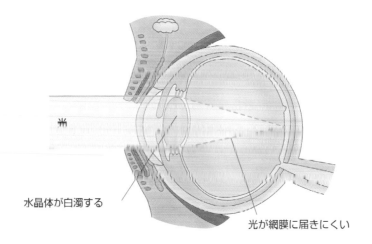

水晶体が白濁する

光が網膜に届きにくい

二重に見える、かすむ、ぼやける等の視力障害

ピレノキシン（カタリン）

水晶体のアミノ酸（トリプトファン、チロジン等）の代謝異常によりキノイド物質が生じ、水溶性タンパク質が不溶性タンパク質へと変性することが白内障の原因の1つと考えられています（キノイド学説）。

ピレノキシンは、キノイド物質が水晶体内可溶性タンパク質と結合するのを競合的に阻害し、水晶体のタンパク質変性を防止します。トリプトファン代謝異常によって生ずるキノイド物質が水晶体のタンパク質と結合して変性すると考えられています。

グルタチオン（タチオン）

白内障では発症に先立って水晶体内のグルタチオン量が低下するといわれています。**グルタチオン**は、グルタチオンを補充し、SH酵素の活性化や細胞成分の保護を目的に用いられます。SH酵

素の活性化により、白内障内可溶性タンパク質のジスルフィド結合を開裂させて眼の組織の代謝を改善し、白内障の発症を予防し、進行を遅らせます。

点眼薬の服薬指導

点眼薬を1回に何滴も使用する患者さんは、かなりいるように感じます。実は点眼薬は1回に1滴で十分です。点眼薬の1滴はだいたい50μL。眼には結膜嚢という涙液を貯めておく袋があります。この結膜嚢の容量が成人では多い方でも30μLです。つまり、1滴でも結膜嚢の容量を超えてしまうのです。余分な点眼液は流れ出てしまいます。多く点眼すれば鼻腔を経て咽頭へと流入し、量によっては全身的な副作用を起こすこともあるでしょう。

また、2種類以上の点眼液が処方されることがあります。この場合は、一般的には5分の間隔をあければよいといわれます。これは、結膜嚢の涙液がおよそ5分で入れ替わるという研究結果によるものです。

さいごに

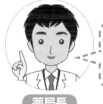

薬局長

おつかれさまでした！　長い薬理学の旅、いかがでしたか？

ありがとうございます！　ほんとうに長かったです……（笑）。

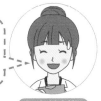

新人薬剤師

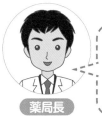

薬局長

そうですね……（苦笑）。これでも、薬局でよく使うものを厳選しました。大変ですが、薬剤師にとって勉強は避けられないものだと思います。

薬理学はなんといっても膨大ですからね。日々の生活の中に、意図的に勉強時間を作る等の工夫が必要ですよ！　頑張って！

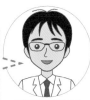

ベテラン薬剤師

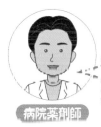

病院薬剤師

興味を持つと勉強も楽しくなります。医薬品はたくさんありますが、それぞれに開発秘話等のストーリーがあります！

淺沼先生、森田先生、菅田先生、アドバイスをありがとうございました！　今回は薬理学の深淵さを垣間見た気がします。今後も勉強を続けます！

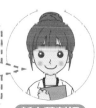

新人薬剤師

参考文献

●初めの一歩は絵で学ぶ 薬理学（第2版）、黒山政一／香取祐介 著、じほう、2019年

●休み時間の免疫学（第3版）、齋藤紀先 著、講談社、2018年

●コンパス薬理学、櫻田司 編集、南江堂、2011年

●イラストで理解する かみくだき薬理学、町谷安紀 著、南山堂、2018年

●大腸がん 最新標準治療とセカンドオピニオン、雑賀智也 著、ロゼッタストーン、2019年

●薬局の現場ですぐに役立つ 服薬指導のキホン、淺沼晋 著、雑賀智也 監修、秀和システム、2020年

●基礎からわかる薬理学、井上忠夫 著、ナツメ社、2010年

●看護の現場ですぐに役立つ 人体のキホンと名前の図鑑、雑賀智也 著、秀和システム、2019年

●薬理学、小池勝夫／萩原政彦 編、朝倉書店、2006年

●図解入門 よくわかる薬理学の基本としくみ、當瀬規嗣 著、秀和システム、2008年

●今日の治療薬2020、浦部晶夫／島田和幸／川合眞一 編、南江堂、2020年

●薬剤師国家試験対策参考書《青本》⑤薬理、学校法人 医学アカデミー 薬学ゼミナール 編、薬学ゼミナール

●男性下部尿路症状・前立腺肥大症診療ガイドライン、日本泌尿器科学会 編、2017年

●女性下部尿路症状診療ガイドライン第2版、日本排尿機能学会／日本泌尿器科学会 編、2019年

●エビデンスに基づくCKD診療ガイドライン2018、日本腎臓学会 編

●がん専門・認定薬剤師のためのがん必須ポイント第4版、吉村知哲 著、じほう、2019年

●腎がんにおける分子標的薬使用患者への実践！対応マニュアル─チーム医療に携わる薬剤師編─、植村天受ほか編、メディカルレビュー社、2009年

●これだけは確認しよう！ 経口抗がん薬チェックリスト、静岡県立静岡がんセンター薬剤部 編、南山堂、2019年

●乳癌診療ガイドライン2018年版、日本乳癌学会 編、金原出版、2019年

●前立腺癌診療ガイドライン2016年版、日本泌尿器科学会 編、メディカルレビュー社

●各薬剤添付文書・インタビューフォーム

索引

198

【著者】

淺沼 晋（あさぬま　すすむ）

おくすり学びLabo代表。東京都小笠原村母島出身、東邦大学薬学部卒業 薬剤師。アマチュアバンド"どてら"のメンバー。著書に『薬局の現場ですぐに役立つ 服薬指導のキホン』『薬局の現場ですぐに役立つ 薬局業務のエッセンス』『薬局の現場ですぐに役立つ 実戦で学ぶ! 薬局の英会話』(秀和システム) がある。

森田 啓一（もりた　けいいち）

富山県出身。東邦大学薬学部卒業、薬剤師。
調剤薬局勤務を経て、現在エリアマネージャーとして勤務。在宅業務に興味があり、只今勉強中。釣りを趣味として会社でも釣り同好会を発足。釣りで各県を歩き回り、休日を楽しんでいる。

菅谷 和也（すがや　かずや）

東邦大学薬学部卒業、薬剤師。
東邦大学大学院薬学研究科修士課程臨床コース修了後、病院薬剤師として勤務。日本百名山制覇を目指す登山愛好家。

【監修者】

雑賀 智也（さいか　ともや）

メディカルライターズネット代表、千葉大学客員研究員、メディカルライター・薬剤師。東京大学大学院医学系研究科公共健康医学専攻修了(MPH)。著書に『図解入門 よくわかる公衆衛生学の基本としくみ』『看護の現場ですぐに役立つ 人体のキホンと名前の図鑑』(秀和システム) 等がある。

【本文イラスト】加藤　華代
【監修】メディカルライターズネット

薬局の現場ですぐに役立つ
速習! 薬局の薬理学

| 発行日 | 2020年11月 2日 | 第1版第1刷 |

| 著　者 | 淺沼　晋・森田　啓一・菅谷　和也 |
| 監　修 | 雑賀　智也 |

発行者	斉藤　和邦
発行所	株式会社　秀和システム
	〒135-0016
	東京都江東区東陽2-4-2　新宮ビル2F
	Tel 03-6264-3105 (販売) Fax 03-6264-3094
印刷所	三松堂印刷株式会社　　Printed in Japan

ISBN978-4-7980-5795-8 C3047